超音波ガイド下
脊柱管・傍脊椎
ブロックと
超音波画像

ポケット
マニュアル

○編 集
小松 徹（愛知医科大学病院参与）
佐藤 裕（五所川原市立西北中央病院副院長・麻酔科長）
瀬尾憲正（美術館北通り診療所院長／昭和大学医学部客員教授）
廣田和美（弘前大学大学院医学研究科麻酔科学講座教授）

克誠堂出版

執筆者一覧

●● 編 集

小松　　徹	愛知医科大学病院参与
佐藤　　裕	五所川原市立西北中央病院副院長・麻酔科長
瀬尾　憲正	美術館北通り診療所院長／昭和大学医学部客員教授
廣田　和美	弘前大学大学院医学研究科麻酔科学講座教授

(五十音順)

●● 執筆者

北山　眞任	弘前大学医学部附属病院麻酔科
佐藤　　裕	五所川原市立西北中央病院麻酔科
廣田　和美	弘前大学大学院医学研究科麻酔科学
柴田　康之	名古屋大学医学部附属病院麻酔科
林　　英明	独立行政法人労働者健康福祉機構 関西労災病院麻酔科
中川　美里	三鷹痛みのクリニック
藤原　祥裕	愛知医科大学医学部麻酔科学
山内　正憲	札幌医科大学医学部麻酔科学
橋本　　篤	愛知医科大学医学部麻酔科学
土井　克史	埼玉医科大学病院麻酔科
佐倉　伸一	島根大学医学部附属病院手術部
原　かおる	松江生協病院麻酔科
中本　達夫	大阪市立住吉市民病院麻酔科
堀田　訓久	自治医科大学麻酔科学・集中治療医学
橘　　信子	札幌医科大学医学部麻酔科学
原戸美佐子	愛知医科大学医学部麻酔科学
伊藤　　洋	愛知医科大学医学部麻酔科学

(執筆順)

序文

　区域麻酔は侵害刺激を遮断することができることはよく知られていたが，これまで，区域麻酔としては，硬膜外麻酔法が専ら用いられ末梢神経ブロックはほとんど行われてこなかった．その理由は，安全性，成功率などに問題があったからである．1922 年に Labat は，区域麻酔は解剖を直視下にできればすべてが解決できると述べている[1]．その後約一世紀の間，闇夜を手探りで歩くように，体表ランドマークを用いて末梢神経ブロックを行ってきた．

　2006 年に「超音波ガイド下神経ブロック法ポケットマニュアル」を出版して 4 年が経つ[2]．以来，超音波ガイド下神経ブロックは津波のように，日本全国に広がった．超音波は神経を直接描出すると同時に神経周辺組織の血管，骨，筋肉，筋膜，腱を描出してランドマークとすることができる．つまり，超音波画像上でリアルタイムに解剖を直視下に神経ブロックを行うことができるようになった．しかし，脊柱管・傍脊椎ブロックなどの深部の神経ブロックは超音波機器の性能の制約により，対象外であった．

　ここ数年の超音波機器の急速な発展により深部組織の画像描出が可能となった．脊柱管周辺ブロックも超音波ガイド下に施行することにより，安全性，成功率改善が期待される．ペインクリニック領域などで超音波ガイド下に脊柱管・傍脊椎ブロックを行うことが試みられるようになった．このような環境の変化により，超音波ガイド下に行う，脊柱管・傍脊椎ブロックの臨床応用の可能性を考えるようになった．

　2009 年 4 月に世界で初めて香港で脊柱管・傍脊椎周辺の超音波画像に関するシンポジウム「International Symposium on Spine and Paravertebral Sonography for Anaesthesia and Pain Medicine」が開催された[3]．このシンポジウムに参加して，これまで，困難と考えられていた脊柱管・傍脊椎周辺の超音波画像描出とリアルタイム神経ブロックの臨床応用の可能性に大きな希望をもった．本マニュアルには取り上げてないが，このシンポジウムで取り上げられた脊椎の water phantom を用いた超音波画像シミュレーションは画期的であった[4]．

この脊椎 water phantom を横に置いて脊柱管・傍脊椎の超音波画像を学ぶのに大きな力となった。

　日本に帰り,「超音波ガイド下神経ブロック法ポケットマニュアル」作成に参加したメンバーを中心に Round Table Meeting Phase 2 を組織して,脊柱管・傍脊椎ブロックの研究を開始した[5]。研究会で行われたヒトモデルを対象とした超音波画像解剖,ピッグラボでの神経ブロックで得られた多くの成果がこのマニュアルの基礎となっている。

　本マニュアルが超音波ガイド下脊柱管・傍脊椎ブロックの標準的手技確立の第一歩になるとともに,読者の脊柱管・傍脊椎ブロックの手技の進歩に役立つことを願う。

2010 年 9 月 10 日

愛知医科大学病院参与
小松　徹

目次

I 脊椎と傍脊椎領域の超音波解剖
―Spine and Paravertebral Sonoanatomy―
北山眞任, 佐藤 裕, 廣田和美 ……………………………… 1

II 各 論

1 頸椎と傍頸椎領域
1 星状神経節ブロック──柴田康之 ……………………………… 23
2 浅頸神経叢ブロック──林 英明 ……………………………… 32
3 深頸神経叢ブロック──中川美里 ……………………………… 39
4 神経根ブロック──藤原祥裕 ………………………………… 47
5 椎間関節ブロック──柴田康之 ……………………………… 57
6 大後頭神経ブロック──北山眞任, 佐藤 裕, 廣田和美 …… 71

2 胸椎と傍胸椎領域
1 傍脊椎神経（肋間神経）ブロック──柴田康之 ……………… 81
2 硬膜外ブロック（胸部 Th1-6）──山内正憲 ………………… 89
3 硬膜外ブロック（胸部 Th6-12）──橋本 篤 ………………… 97

3 腰椎と傍腰椎領域
1 硬膜外ブロック・脊髄くも膜下ブロック──土井克史, 佐倉伸一, 原かおる …… 107
2 大腰筋筋溝ブロック──中本達夫 …………………………… 116
3 腰椎椎間関節（脊髄神経後枝内側枝）ブロック──藤原祥裕 …… 125
4 神経根ブロック──堀田訓久 ………………………………… 134

4 仙骨と傍仙骨領域
1 仙骨硬膜外ブロック──橘 信子, 山内正憲 ………………… 141
2 仙骨神経根ブロック（経仙骨孔ブロック）──山内正憲 …… 149
3 仙腸関節ブロック──佐藤 裕 ……………………………… 157
4 坐骨神経ブロック（傍仙骨アプローチ）──原戸美佐子, 伊藤 洋 …… 164

5 小 児
1 腰部硬膜外ブロック──堀田訓久 …………………………… 173
2 仙骨硬膜外ブロック──堀田訓久 …………………………… 180

文 献 ……………………………………………………………… 189

I 脊椎と傍脊椎領域の超音波解剖

―Spine and Paravertebral Sonoanatomy―

はじめに

　骨組織は，周辺組織とのインピーダンスの差が大きく異なり，骨の表面で超音波が強く反射され表面が高輝度に描出される．しかし，それより深部では音響陰影（低エコー性の黒い像）となるので画像描出に必要な反射は得られない（図1）．したがって脊椎周辺の超音波画像の描出には，狭い骨組織の間隙を通して脊柱管内など内部構造を観察できるが（図2），骨化や変形の著しい脊椎では難しい場合もある．特にリアルタイムの穿刺を伴う手技は，プローブの位置と穿刺針の角度に自由度が少ないので，通常の超音波ガイド下の手技に比べ高度の技術を要する．

　脊椎・傍脊椎領域の神経ブロックの超音波画像を描出するためのポイントは以下のとおりである（表1）．

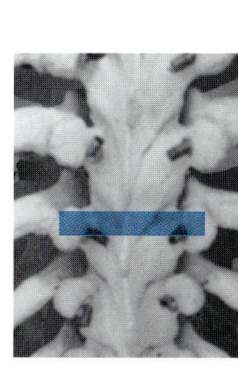

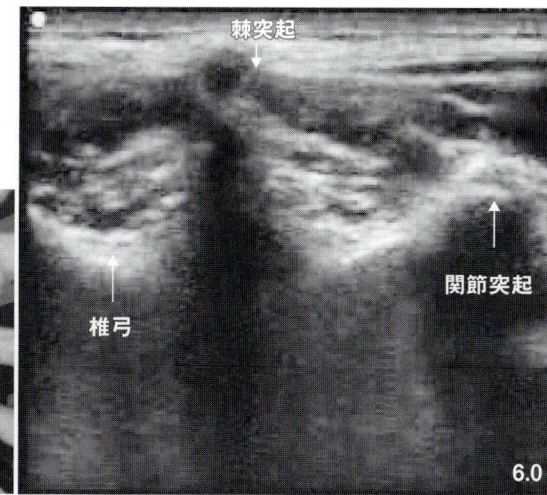

図1　胸椎水平断（成人）
屋根瓦上の椎弓と棘突起に阻まれて骨表面しか見えない．

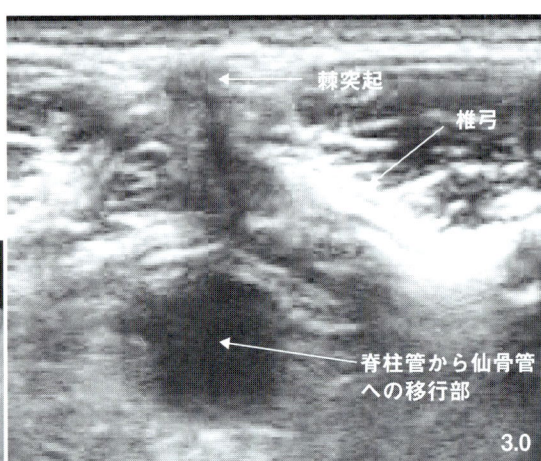

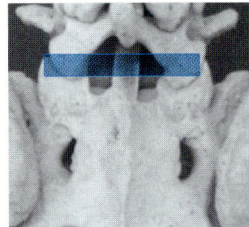

図2 仙腰椎水平断(小児)
脊柱管内のようすを観察可能.

表1 脊椎の超音波画像で鑑別が必要な Bony Landmark

プローブ位置		Bony Landmark	神経ブロック法
頸椎	前方	横突起(前結節,後結節) 上関節突起,下関節突起	星状神経節ブロック 浅・深頸神経叢ブロック 神経根ブロックなど
	後方	椎弓板,棘突起,横突起	大後頭神経ブロック,硬膜外ブロック
胸椎	後方	棘突起,関節突起,横突起,肋骨	胸部傍脊椎神経ブロック 硬膜外ブロック
	後側方	椎体側面	
腰椎	後方	棘突起,関節突起,横突起,椎間関節	硬膜外ブロック,大腰筋溝ブロック
仙椎	後方	正中仙骨稜,中間仙骨稜,後仙骨孔 外側仙骨稜,仙骨角,仙腸関節溝	仙骨孔ブロック,仙骨硬膜外ブロック 仙腸関節ブロック
	側方	腸骨稜,坐骨棘,大坐骨切痕など	坐骨神経ブロック(傍仙骨アプローチ)

I 脊椎と傍脊椎領域の超音波解剖

i 骨表面の構造がランドマーク

　高エコー性に描出される骨組織の構造は，皮膚表面で触れる位置に比べ正確なランドマークを画像上で得ることができる（= Bony Landmark）。例えば，仙骨後面（正中仙骨稜，中間仙骨稜）は連続する高エコー像を示すので，隣接するL5の棘突起を容易に同定できる。さらにプローブを頭側に移動し，順番に棘突起を確認することにより，硬膜外穿刺や脊椎穿刺の位置を正確に同定できる[1-2]。

ii 穿刺アプローチを前提にして骨構造のwindowから描出

　骨組織に遮蔽された目標を観察・穿刺するために，骨表面の音響陰影の途切れる骨構造のwindowを見つけることが大切である。脊柱管内部は，棘間または椎弓の間隙でプローブの方向と傾きを調節し，背側・腹側硬膜や黄色靱帯までの距離を測定し[3]，また脊髄，馬尾なども観察可能である[4-5]。実際の穿刺の際は，目標構造（神経など）の画像に加え，ブロック針の穿刺方向や角度を考慮して穿刺計画を決める。柴田らが報告した胸部傍脊椎ブロック[6]のように，超音波ガイド下で穿刺の方向や角度が従来法と大きく異なる場合がある。しかも骨組織の間隙では，プローブ調節範囲の余裕が少ないので高度の技術を要する。

iii 傍らに脊椎模型，頭の中に3次元構造

　超音波画像上，骨の表面から従来の骨構造を想起することは容易でない。
〈例：腰椎の矢状断による超音波像〉
　多くは，解剖書やCT，MRIの画像書であまり見かけない断面像であり，オリエンテーションを正しく保つには，脊椎標本モデルとプローブの方向を見比べて，3次元構造を構築する。脊椎構造の特徴的な超音波画像を理解し，脊椎標本モデルを水中に入れて超音波画像を描出するwater phantomによるトレーニングが有用である。

各 論

1 頸椎の超音波画像の基礎

　頸椎領域は，目標とする神経や筋層が骨の周辺にあり前～後方からのアプローチが可能なので音響陰影で遮蔽される部分が少ない。また皮膚表面から5cm以内の浅層にあり，12-15MHzのリニアプローブで良好な解像度が得られる。

ⅰ 前・側方からのアプローチ（図3）

- 目標とするBony Landmark：C4-7頸椎横突起，前・後結節
- 鑑別が必要な組織
  - 神　　経：C4-7神経根，迷走神経，横隔神経
  - 筋組織：胸鎖乳突筋，前斜角筋，頭長筋，頸長筋
  - 血　　管：総頸動脈，椎骨動脈，内頸静脈，外頸静脈
  - その他：気管軟骨，甲状腺など
- 適　　応：星状神経節ブロック，浅頸神経叢ブロック，深頸神経叢ブロック，神経根ブロック

ⅱ 後方からのアプローチ（図4）

- 目標とするBony Landmark：C1-7頸椎棘突起，椎弓板，後結節
- 鑑別が必要な組織
  - 神　　経：大後頭神経，第3後頭神経
  - 筋組織：僧帽筋，頭板状筋，頭半棘筋，上頭斜筋，下頭斜筋，大後頭直筋，小後頭直筋，半棘筋，多裂筋，頸回旋筋
  - 血　　管：椎骨動脈
- 適　　応：頸部硬膜外ブロック，椎間関節ブロック，大後頭神経ブロック，第3後頭神経ブロック

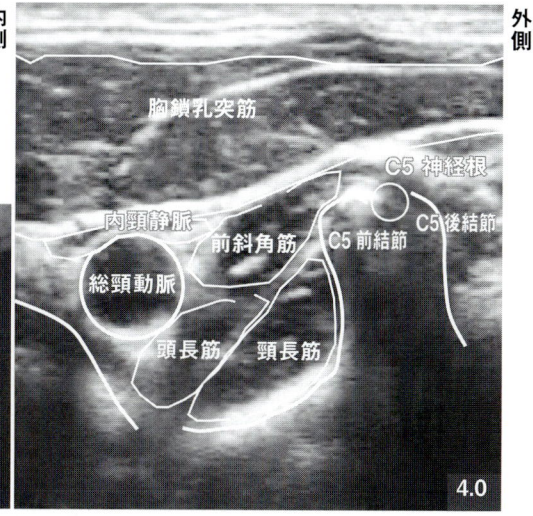

図3 C5レベルで頸椎を前側方からスキャンした超音波画像

前結節，後結節の間から C5 神経根が髄外へ走行．

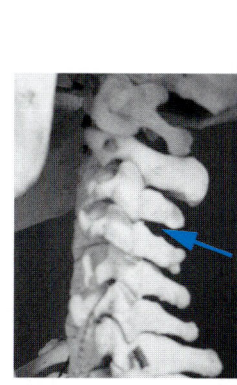

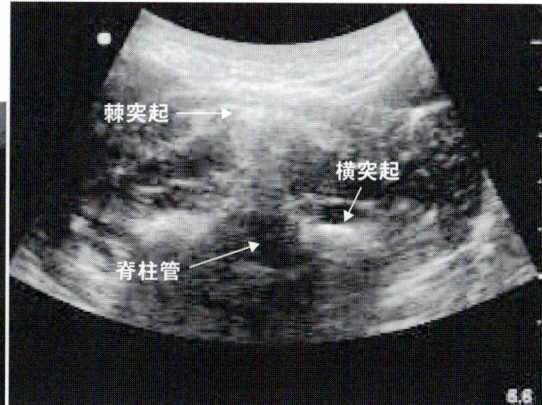

図4 C2/3 レベルで後方より水平断（矢印方向）

左図 → はプローブの方向．

2 胸椎の超音波画像の基礎

　胸椎領域の上位胸椎では，棘突起の角度が急峻，棘間も狭いので超音波を脊柱管内に透過する window はきわめて狭い（図 1）。したがって胸部硬膜外穿刺を超音波ガイド下に穿刺するのは困難であり，現時点では①棘突起間の確認，②穿刺部位の決定，③硬膜までの距離，穿刺角度の推定に有用と考えられる[7]。一方，傍脊椎の観察は，横突起および肋骨間の比較的広い window を通して可能である。体格のよい患者の脊柱管内の観察は，2–5 MHz のコンベクスプローブが必要な場合もあるが，ほとんどはリニアプローブで対応可能である。

i 胸椎後面のアプローチ （図 5, 6）

- 目標とする Bony Landmark：棘突起，椎弓，横突起，椎体
- 鑑別が必要な組織
  　神　経：背側硬膜，腹側硬膜，脊髄（小児では確認できることもある）
  　筋組織：脊柱起立筋
  　血　管：脊柱管内の血流
  　その他：黄色靱帯など
- 適　応：胸部硬膜外ブロック

ii 胸部傍脊椎へのアプローチ （図 7～9）

- 目標とする Bony Landmark：椎弓，横突起，肋骨，椎体側面
- 鑑別が必要な組織
  　筋組織：肋間筋群（外肋間筋，内肋間筋，最内肋間筋の一部または複合体）
  　血　管：肋間動静脈

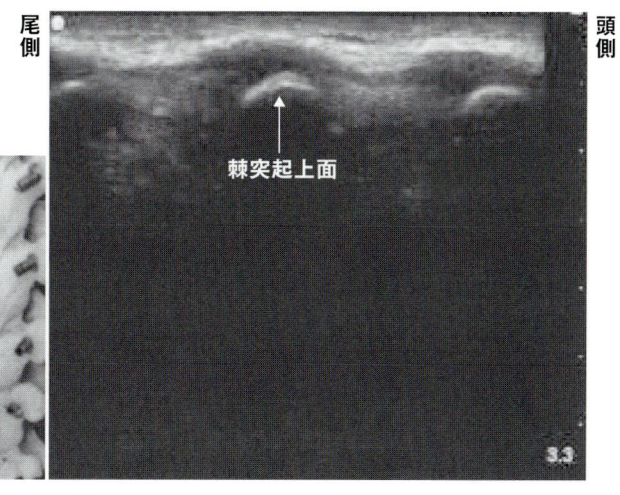

図5 棘突起背面像（成人男性）
棘間から脊柱管内は把握し難い．

　　その他：壁・臓側胸膜，肺，上肋横突靱帯，内肋間膜など
■適　応：胸部傍脊椎神経ブロック，肋間神経ブロック

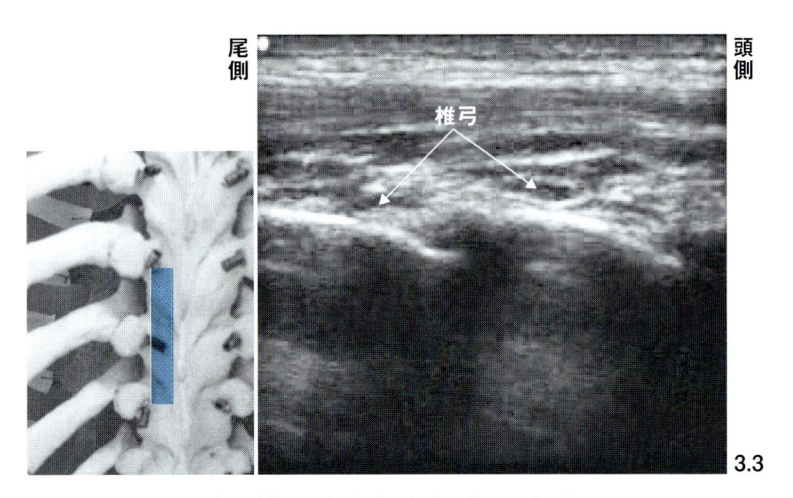

図6 図5のプローブを側方へ平行移動した際の椎弓の表面像

屋根瓦上の構造が理解できる．椎弓のすきまにあわせてプローブを頭側に傾けるとかろうじて硬膜の観察が可能．

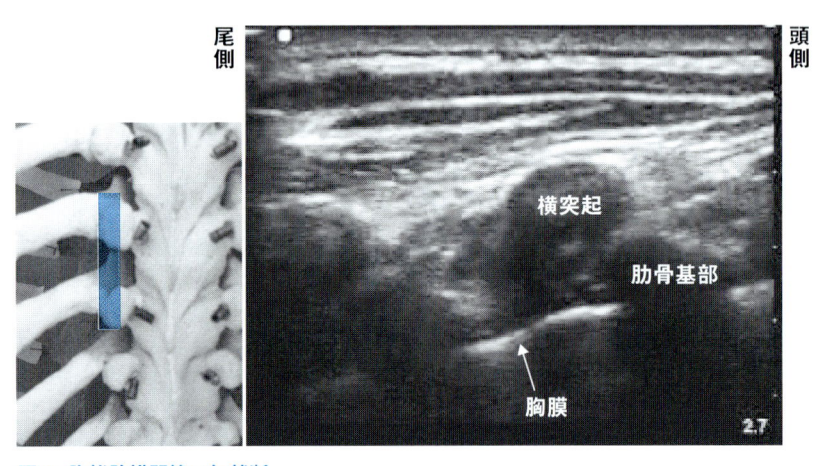

図7 胸椎肋横関節の矢状断

図6のプローブの位置から，さらに外側に平行移動すると横突起と肋骨の接合部を確認．肋骨の深部に胸膜（壁側胸膜と臓側胸膜：高エコー性）が描出され，横隔膜の収縮に応じて動揺する（lung sliding sign）．

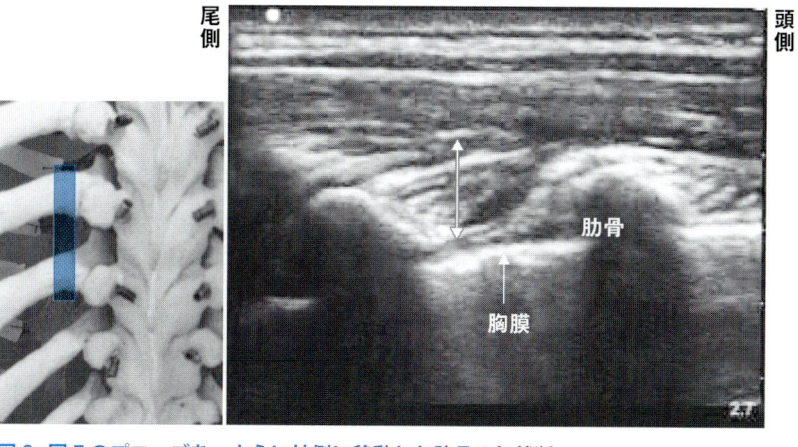

図8 図7のプローブを，さらに外側に移動した肋骨の矢状断

前後の肋骨の間に肋間筋群（◁⇨）を確認しうる．

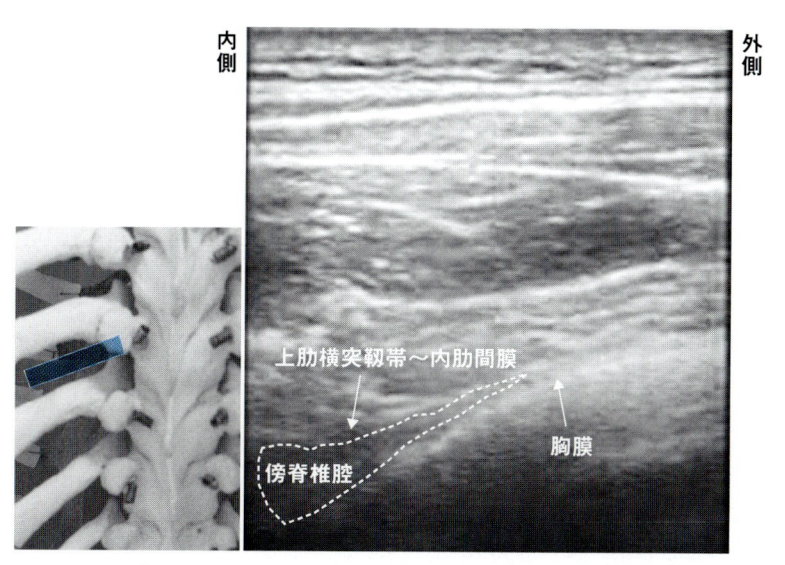

図9 図8のプローブを，さらに肋骨の走行に水平に回旋した際の傍脊椎の水平断

頭尾側に微調整して，肋骨陰影の消失する位置で傍脊椎腔〔内側：椎体側面，後方：上肋横突靱帯〜内肋間膜，前方：壁側胸膜（右図の白点線部）〕を描出．

11

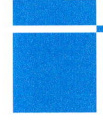

3 腰椎の超音波画像の基礎

　胸椎に比べて，腰椎の棘突起は，起立角がほぼ垂直で棘間が広い。したがって棘間からのアプローチにより超音波は脊柱管内に真っすぐに透過し，黄色靱帯，硬膜までの距離，方向，血流の確認も可能である[8]。また仙骨から頭側にプローブを移動して簡単に正確な棘間を確かめる（図10）。腰椎では，一般に進達度の深いコンベクスプローブ（2-5 MHz）を使用する。

i 腰椎へのアプローチ（図11～13）

- 目標とするBony Landmark：棘突起，椎弓，上・下関節突起，横突起，仙骨後面
- 鑑別が必要な組織
  神　経：背側硬膜，腹側硬膜，脊髄，馬尾神経，腰部神経根
  筋組織：脊柱起立筋群など
  血　管：脊柱管内の血流
  その他：黄色靱帯
- 適　応：胸部硬膜外ブロック，腰椎椎間関節ブロック

ii 腰部傍脊椎へのアプローチ（図14）

- 目標とするBony Landmark：腰椎椎弓，横突起，椎体側面
- 鑑別が必要な組織
  神　経：腰神経叢
  筋組織：脊柱起立筋，腰方形筋，大腰筋など
  その他：腎臓，下大静脈
- 適　応：大腰筋溝ブロック，腰部神経根ブロック[9]

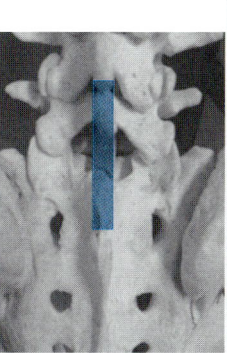

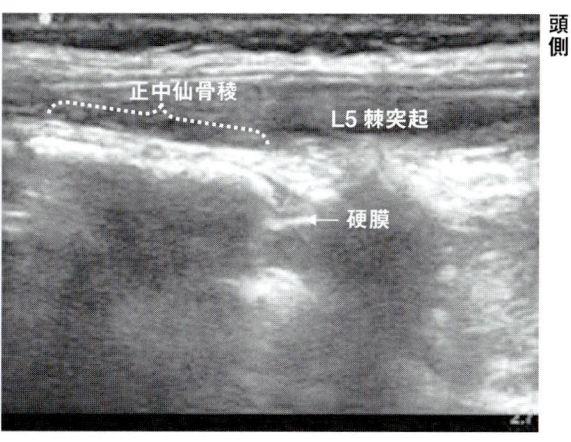

図10 腰仙移行部の矢状断

正中仙骨稜または中間仙骨稜での矢状方向のスキャンにより，連続した仙骨背面と不連続な腰椎椎弓を区別できる．腰椎のレベルを正確に同定．

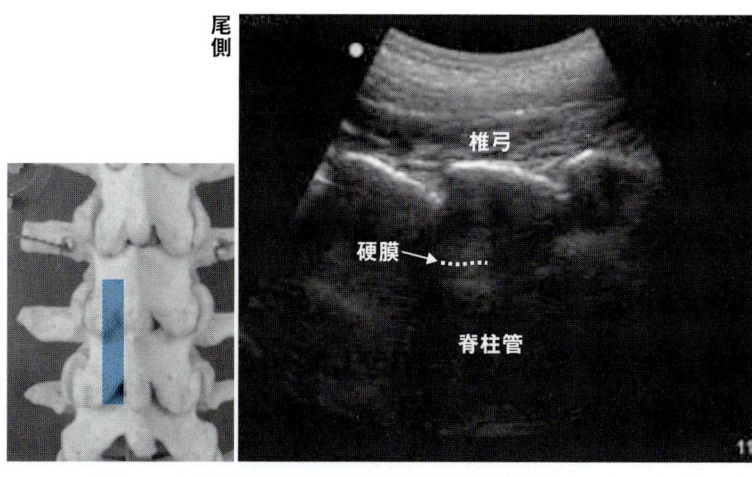

図11 腰椎椎弓の矢状断（成人男性）

腰椎を矢状方向，脊柱管中心に向けて走査すると椎弓の間隙から背側硬膜や脳脊髄液の拍動が観察できる（hoarse head sign）．

13

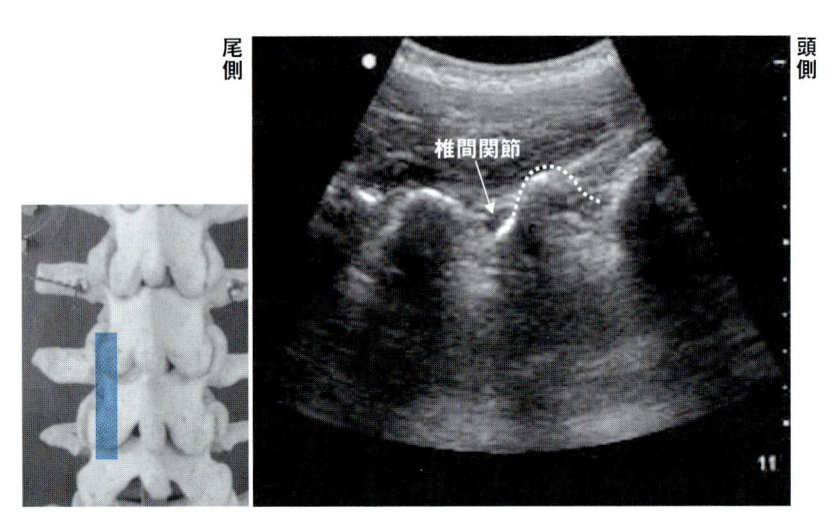

図 12　図 11 のプローブを，外側に平行移動した際の椎間関節の矢状断

前後の椎弓から上下腰椎の関節面に移行する（camel hump sign）．

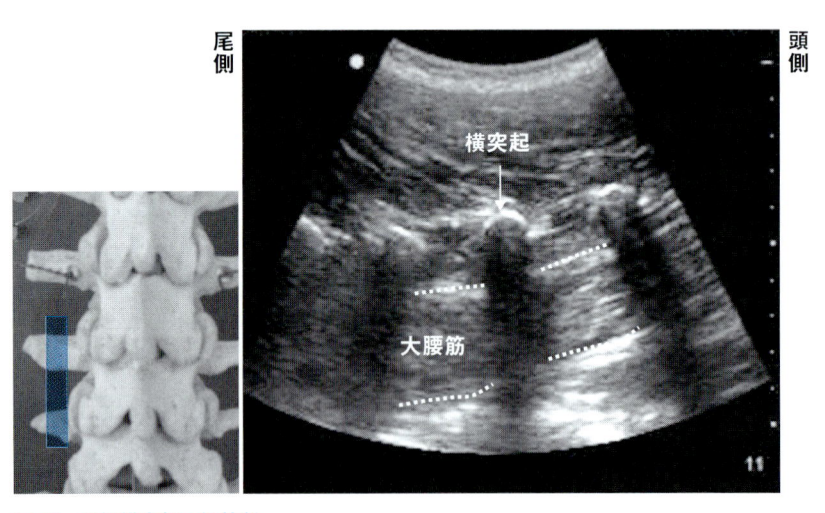

図 13　腰椎横突起の矢状断

図 12 からさらに外側に移動すると横突起が現れ，腹側に大腰筋の長軸像（筋線維）を確認できる．

14　Ⅰ　脊椎と傍脊椎領域の超音波解剖

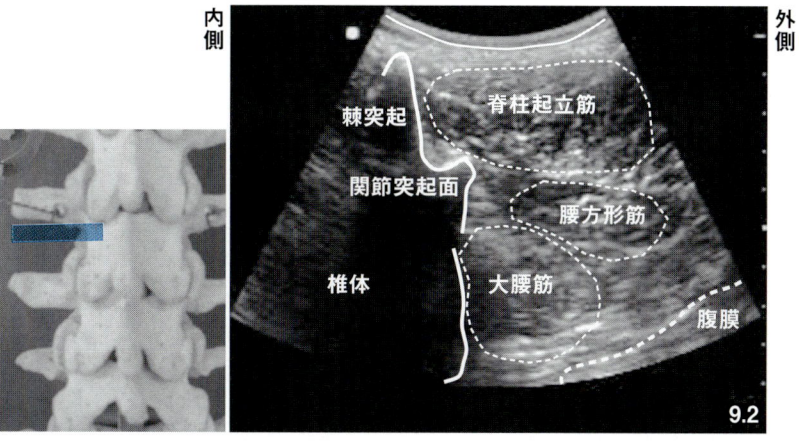

図14 腰椎横突起間の水平断

L1/2 または L2/3 の位置でプローブを横突起に水平な方向に回旋（約90°）．頭尾側に微調整して，横突起の消失する位置で，大腰筋，腰方形筋の短軸像を描出．さらに腹側には腎臓など重要臓器がある．

4 仙骨・傍仙骨の超音波画像の基礎

　仙骨は背面に特徴的な骨構造（正中仙骨稜，後仙骨孔，仙骨裂孔など）があり，皮膚表面からの距離が浅いので，超音波画像の評価は比較的容易である。また両側の後仙骨孔や仙骨裂孔から仙骨管内のようすを把握することができるので，仙骨硬膜外ブロックの際は，リアルタイムの穿刺と薬液の注入を確認することが可能である[10]。仙骨後面はリニアプローブ（12–15 MHz），コンベクスプローブ（2–5 MHz）のいずれでも描出可能であるが，小児の仙尾靱帯（仙骨ブロック）では，ホッケースティック型リニアプローブが使いやすい。

i 仙骨後方からのアプローチ （図 15 〜 17）

■目標とする Bony Landmark：正中仙骨稜，中間仙骨稜，外側仙骨稜，
　　　　　　　　　　　　　　仙骨角，後仙骨孔，尾骨
■鑑別が必要な組織
　神　経：馬尾神経，仙骨硬膜外腔，硬膜
　その他：仙尾靱帯，仙腸靱帯（前・骨間，後）
■適　応：仙骨硬膜外ブロック，後仙骨孔ブロック，仙腸関節ブロック

ii 傍仙骨領域へのアプローチ （図 18）

■目標とする Bony Landmark：坐骨結節，大転子，坐骨棘，上・下腸骨棘，
　　　　　　　　　　　　　　下後腸骨棘，大坐骨切痕
■鑑別が必要な組織
　神　経：坐骨神経
　筋　　：梨状筋，大殿筋，内閉鎖筋，上・下双子筋
　血　管：上殿動脈，下殿動脈

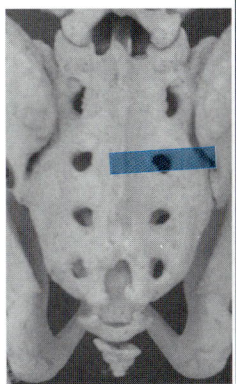

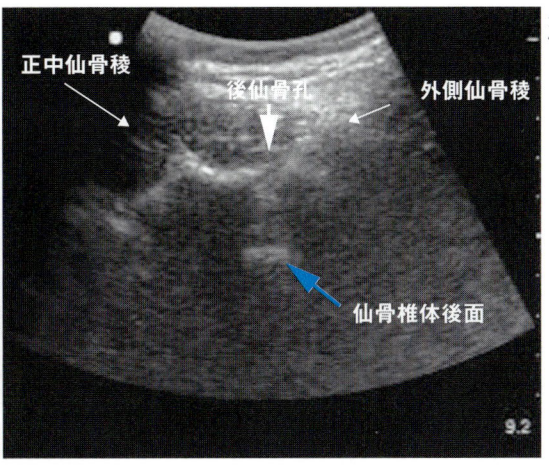

図15 仙骨背面の水平断

正中仙骨稜と外側仙骨稜の陰影の間に，高エコー性の骨膜表面が欠損している部分（右図 ⇒）が後仙骨孔であり，両側に4対存在する．腹側には，仙骨管と仙骨椎体（右図 →）が確認される．

　　その他：仙棘靱帯，仙結節靱帯
　■適　応：傍仙骨アプローチ坐骨神経ブロック

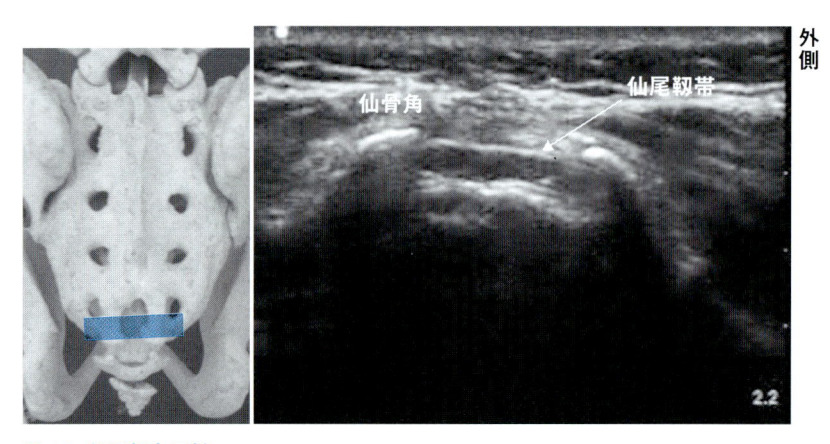

図 16　仙尾部水平断

正中仙骨稜を中心に水平断で尾側に移動しながら走査すると，仙骨稜が途切れて仙尾靱帯に移行する．両側にほぼ対称な仙骨角と仙尾靱帯，腹側の仙骨椎体部で囲まれた部分が仙骨硬膜外腔である．

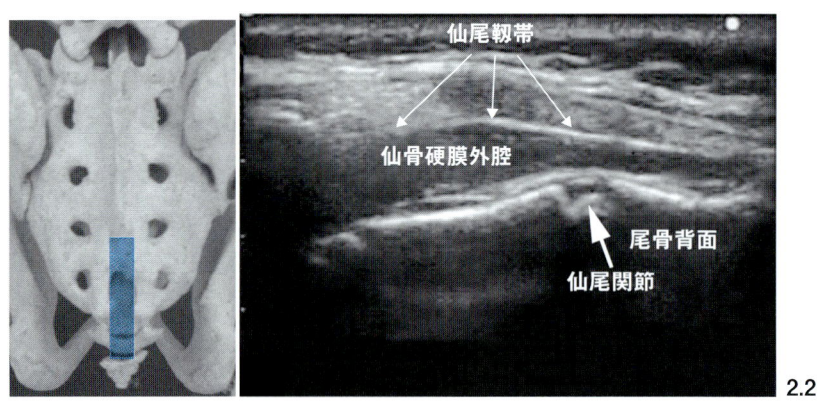

図 17　仙尾部矢状断

図 16 の位置で矢状断に仙骨管内を走査すると，仙骨裂孔の上端から尾骨に連続する仙尾靱帯を描出できる．リアルタイムの穿刺と薬液の注入が可能．

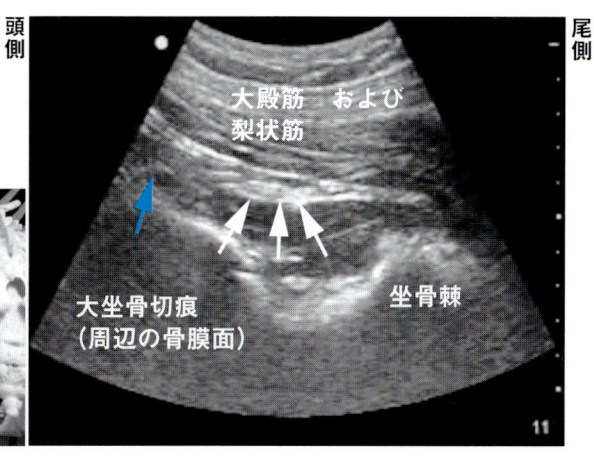

図18 大坐骨切痕と仙棘靱帯に囲まれた大坐骨孔から骨盤外へ出た坐骨神経の短軸像

仙棘靱帯：仙骨外縁と坐骨棘を起始終結とする靱帯（左図白線部）．坐骨棘と下後腸骨棘の間の大坐骨切痕上に梨状筋短軸像の深部に確認できる（右図 ⇨）．頭側に上殿動脈の拍動（右図 →）を見る．

（北山　眞任，佐藤　裕，廣田　和美）

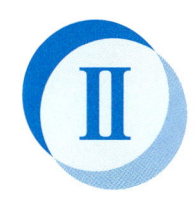

Ⅱ 各 論

1. 頸椎と傍頸椎領域
2. 胸椎と傍胸椎領域
3. 腰椎と傍腰椎領域
4. 仙骨と傍仙骨領域
5. 小　児

1 頸椎と傍頸椎領域

1 星状神経節ブロック

解 剖（図1）
- 星状神経節は第1肋骨基部にあり，C6レベルでは存在しない．C6レベルでは頸部交感神経幹が上行している．
- 頸部交感神経幹は深頸筋膜より後方，頸長筋の前面を頭蓋底に向かって上行する[1]．
- 反回神経は深頸筋膜より前方，気管と食道の間を走行する．
- 頸神経根は深頸筋膜より後方で横突起前結節より外側に位置する．
- 迷走神経は深頸筋膜より前方で頸動脈鞘内を下行する．
- 頸神経叢（C2-4）は浅頸神経叢と深頸神経叢の間に存在する．

適 応
- 頭頸部，上肢，上胸部の痛み：帯状疱疹，帯状疱疹後神経痛，CRPS type IまたはII，癌性疼痛，むち打ち，非典型顔面痛
- 上肢の末梢動脈疾患
- その他：手掌多汗症，狭心痛

体 位
仰臥位とし，軽く開口させる．

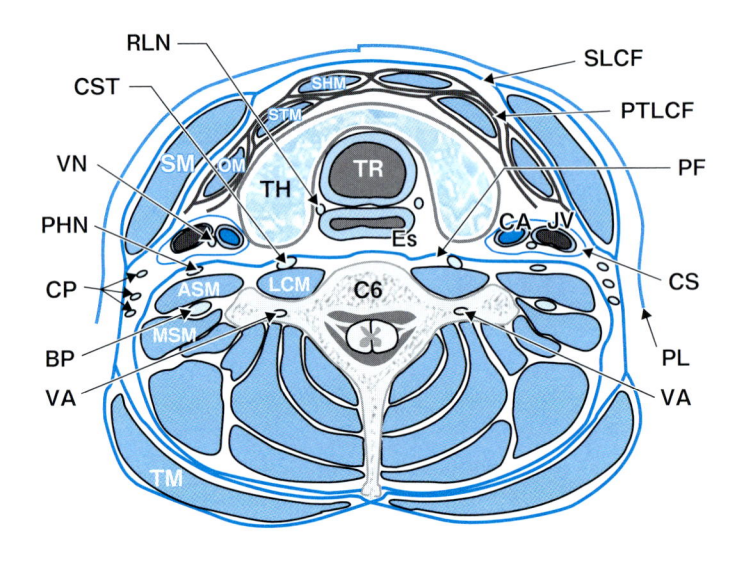

図1 C6レベルでの頸部水平断面

PL：広頸筋，SLCF：浅頸筋膜，PTLSF：中頸筋膜，PF：深頸筋膜（椎前葉），SM：胸鎖乳突筋，SHM：胸骨舌骨筋，STM：胸骨甲状筋，OM：肩甲舌骨筋，TM：僧帽筋，LCM：頸長筋，ASM：前斜角筋，MSM：中斜角筋，TH：甲状腺，TR：気管，Es：食道，CS：頸動脈鞘，CA：総頸動脈，JV：内頸静脈，VN：迷走神経，CST：頸部交感神経幹，BP：腕神経叢，CP：頸神経叢，PHN：横隔神経，RLN：反回神経，VA：椎骨動脈

超音波プローブの位置と向き

輪状軟骨の高さ（第6頸椎レベル）で総頸動脈と気管の間に押し当て，頸部横断面像が描出できるように置く（図2）。

超音波プローブ周波数

4-7 MHz マイクロコンベクスプローブ

ブロック針穿刺法

平行法[2]もしくは交差法

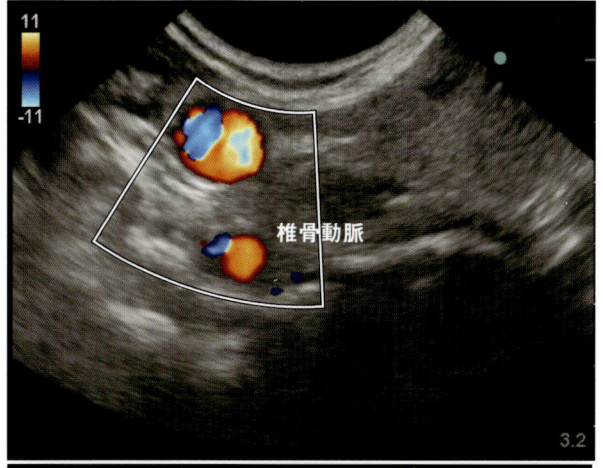

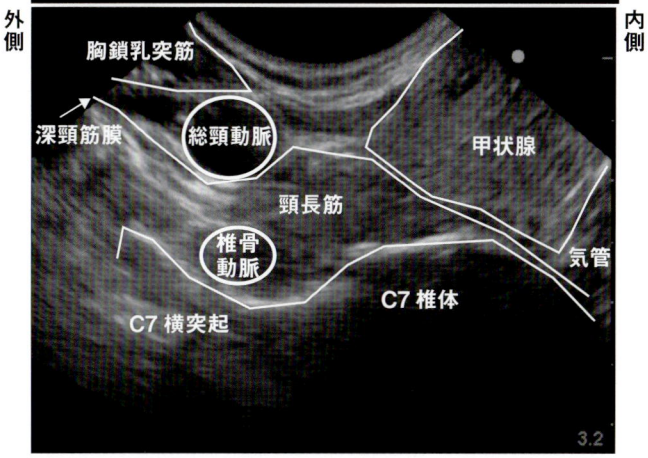

図2 右C7の超音波画像とカラードプラ画像

C7は横突起に前結節がないこと，頸長筋内に椎骨動脈を観察できることで同定する．C7の一つ頭側の横突起像がC6となる．

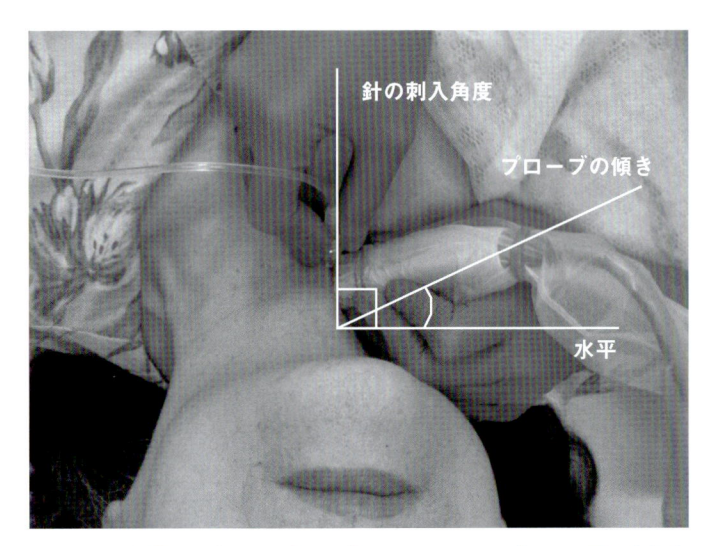

図3 超音波プローブの当て方・体表ランドマーク・ブロック針の穿刺方向（右星状神経節ブロック）

プローブを押し当てたあと，外側に傾けると針の刺入するスペースが確保できる．

穿刺前超音波画像評価

① 第7頸椎を同定する。第7頸椎横突起は前結節が存在しない。頸長筋内の椎骨動脈が描出される（図3）。
② 椎骨動静脈，下甲状腺動脈を確認する。
③ 頭側にスキャンして第6頸椎を同定する。
④ 第6頸椎横突起前結節，頸長筋，深頸筋膜，甲状腺，食道（左側のみ），気管，第6頸神経根，総頸動脈，内頸静脈，上甲状腺動脈，胸鎖乳突筋，舌骨下筋群を確認する（図4）。

ブロック針サイズ

25 G, 1 inch のブロック針。体型の大きな人には 24 G, 1.5 inch のブロック針を用いる。針と注射器の間に細い延長管を接続しておく。

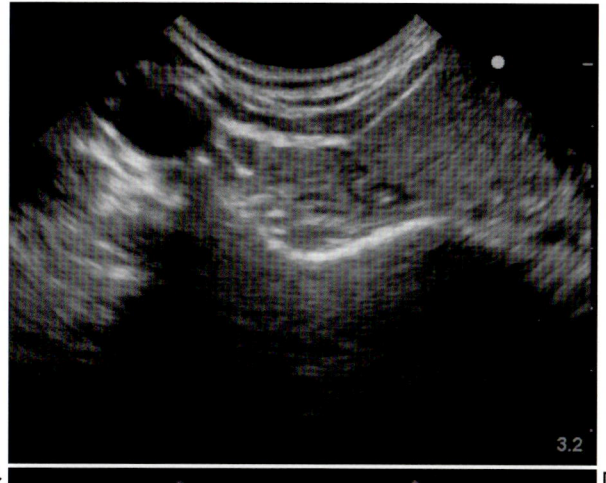

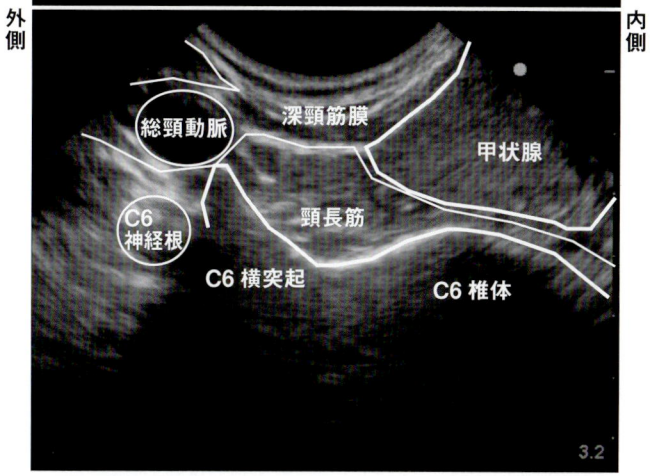

図4 穿刺前超音波画像・解剖（右側）

プローブを押し当てて総頸動脈を外側に牽引すると，深頸筋膜と頸長筋がプローブに近づく．

局所麻酔薬投与量

1%リドカインもしくは0.75%ロピバカイン5 ml

実際の手技とプロトコール

①第6頸椎レベルで気管と総頸動脈の間にプローブを押し当て，総頸動脈を外側に牽引すると，深頸筋膜と頸長筋がプローブ表面に近づく（図4）。

②気管とプローブの間から平行法で針を刺入する。針の刺入角度は90°もしくはやや外側に傾いた角度となる。

③舌骨下筋群を貫きながら，甲状腺を傷つけることなく針を進める。

④針先が深頸筋膜を貫いて頸長筋内まで達したら，針の刺入を止める（図5）。

⑤血液の引けないことを確認して，0.5 mlだけ局所麻酔薬を注入する。深頸筋膜より前方で局所麻酔薬が注入される場合は，針を深頸筋膜の後方までさらに刺入する。

⑥局所麻酔薬が深頸筋膜の後方で広がる場合は，2 mlずつ，合計5 mlを分割注入する（図6）。

● **手技のコツ**

1）平行法で刺入する際，プローブを気管と総頸動脈の間に押し当てたのちに外側に傾けると，気管とプローブの間に針を刺入するスペースが確保できる。

2）穿刺でC6横突起に針先を当てる必要はない。

3）深頸筋膜より後方，頸長筋内に局所麻酔薬を注入する。

4）深頸筋膜より前方に局所麻酔薬が注入されるときは注入を中止する。

外側　　　　　　　　　針　　　内側

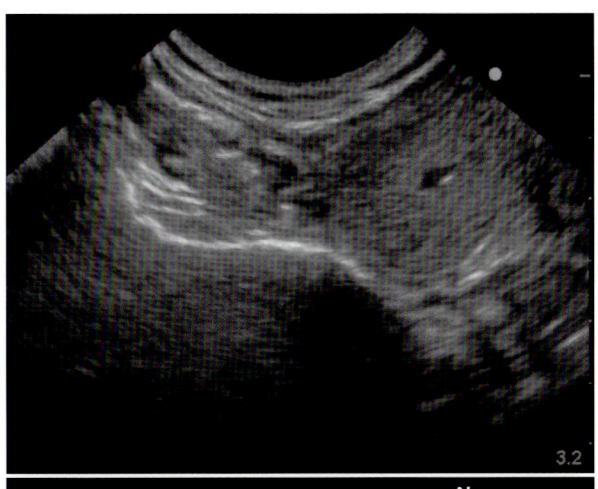

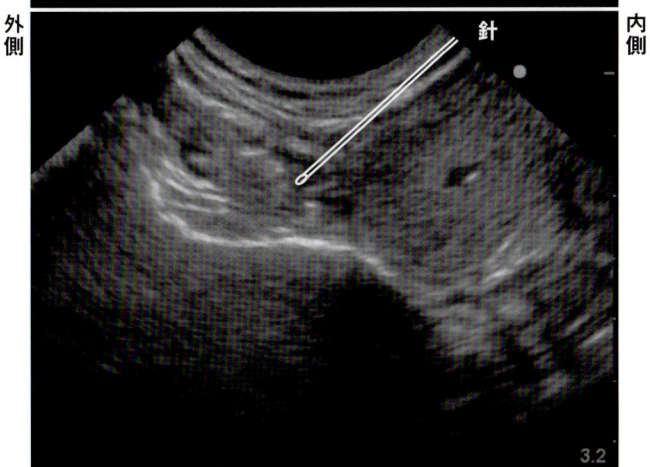

図5 ブロック針穿刺時の超音波画像（右側）
ブロック針は甲状腺をかすめるように，舌骨下筋群を貫きながら，深頸筋膜下の頸長筋内へ刺入される．

脊椎と傍脊椎領域の超音波解剖

頸椎と傍頸椎領域

胸椎と傍胸椎領域

腰椎と傍腰椎領域

仙骨と傍仙骨領域

小児

29

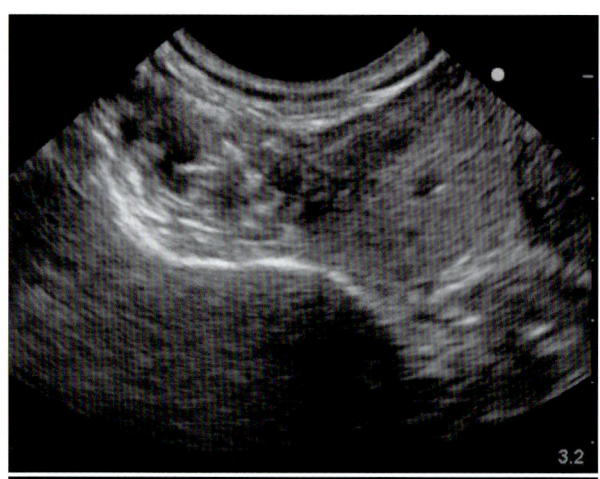

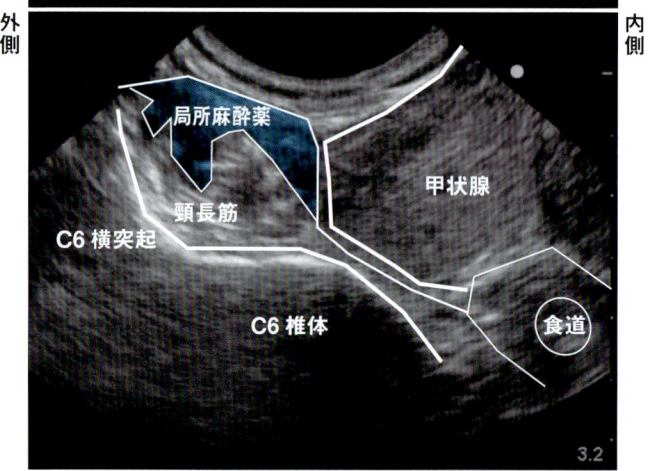

図6 局所麻酔薬注入後の超音波画像（右側）

局所麻酔薬の広がりによって，頸長筋が膨らむ．
注釈：食道は左側頸部で描出されることが一般的であるが本症例は右頸部で描出される．

合併症

- 反回神経麻痺：深頸筋膜より前方注入で生じる[3]。
- 浅頸神経叢ブロック：深頸筋膜より前方注入で生じる[3]。
- 頸神経根ブロック：深頸筋膜より後方への注入で生じる[3]。
- 上下甲状腺動脈，椎骨動脈穿刺は針を描出して穿刺すれば，危険性は低い[3]。

〔柴田　康之〕

2 浅頸神経叢ブロック

解剖

- C1–4 脊髄神経の前枝は頸神経叢を形成し，その分枝は前頸部・外側頸部の皮膚や筋肉に分布する。
- 頸神経叢の皮枝である小後頭神経（C2）・大耳介神経（C2・3）・頸横神経（C2・3）・鎖骨上神経（C3・4）は，感覚神経として前頸部・外側頸部・後頭部の皮膚・皮下組織の知覚をつかさどる（図1）。
- これらの皮神経はまとまって胸鎖乳突筋後縁の中程の位置（頸神経点）で頸筋膜の浅葉を貫いて皮下に出現し，その位置から前頸部・外側頸部・後頭部に扇状に枝を伸ばす（図1）。

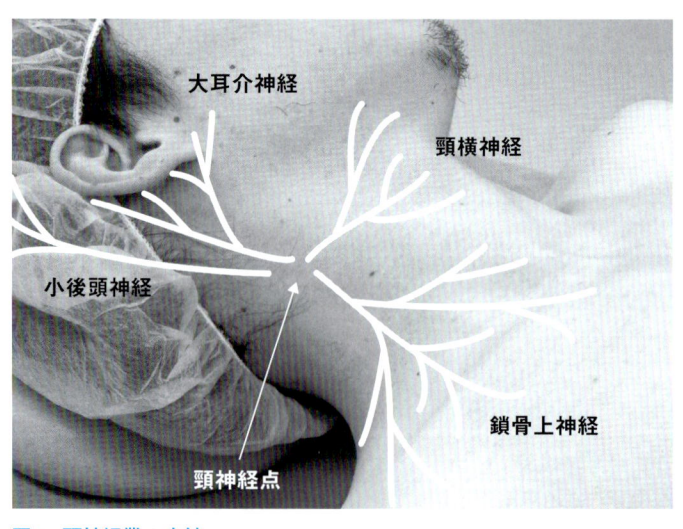

図1 頸神経叢の皮枝

適　応

　頸神経叢の皮枝によって知覚支配される前頸部・外側頸部の皮膚切開に対する除痛に適応がある。

体　位

- 仰臥位にて，頭部を反対側に向けブロック側の外側頸部を露出する。
- 仰臥位の穿刺でブロック針の操作が難しい場合，ブロック側を上とする側臥位で行ってもよい。

超音波プローブの位置と向き

- 頸神経点の位置を推定する方法として，乳様突起とC6頸椎横突起の中間の高さで頸部の横断像を描出し胸鎖乳突筋の後縁を同定する。
- 鎖骨に近い位置から観察を始め，プローブを頭側に移動させながら頸椎横突起の高位をC7からC4まで同定できれば，C4横突起の高さで胸鎖乳突筋の後縁を描出してもよい。

超音波プローブ周波数

　中心周波数が10 MHz以上のリニアプローブを用いて高解像度の画像を得ることが望ましい。

ブロック針穿刺法

　頸部の外側から平行法で刺入する（図2）。

穿刺前超音波画像評価（図3）

① 乳様突起と頸椎C6横突起の中間の高さで側頸部の横断像を描出し，胸鎖乳突筋の後縁を同定する。

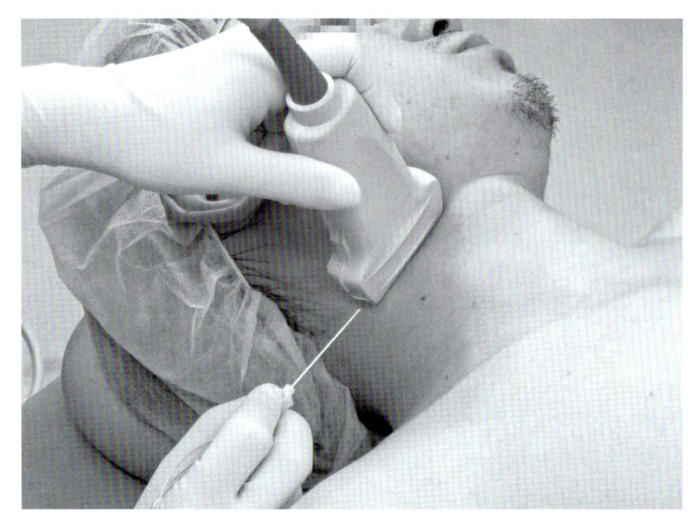

図2 超音波プローブの当て方・ブロック針の穿刺方向

②これに代わる方法として，鎖骨に近い位置から観察を始め，頭側にプローブを移動させながらC7からC4の横突起を順次確認し，C4横突起の高さで胸鎖乳突筋の後縁を描出してもよい。
③次に，皮下にあって頸部の外周を取り囲む頸筋膜の浅葉と，それよりも深部にあって頸椎とこれに付着する筋肉を取り囲む頸筋膜の深葉（椎前葉）を同定する。
④頸筋膜の浅葉は，胸鎖乳突筋の位置で2層に分かれて筋肉を包み込む。胸鎖乳突筋の外側から筋肉の後面につながる高エコー性の筋膜（頸筋膜の浅葉）を同定する。
⑤頸筋膜の浅葉よりも深い位置で，中斜角筋・頸椎横突起・頭長筋などを覆う高エコー性の筋膜（椎前葉）を同定する。

ブロック針サイズ

21–23 G，50 mm のブロック針

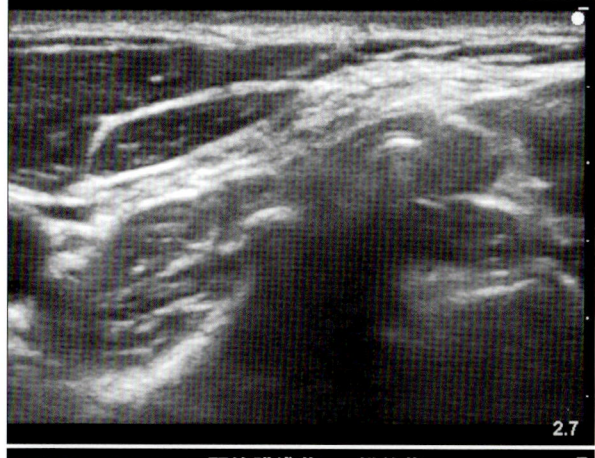

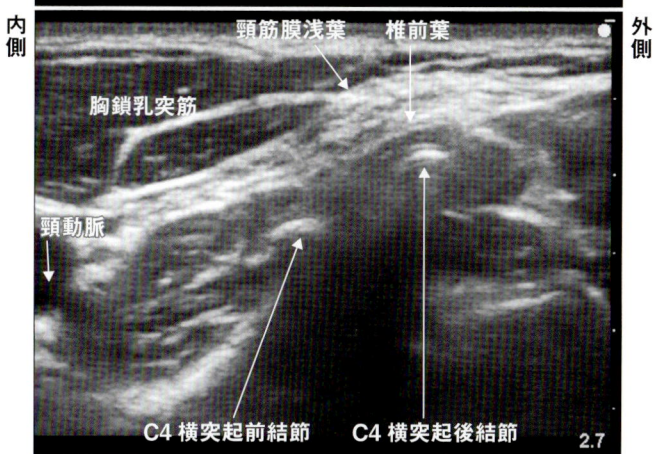

図3　穿刺前超音波画像

局所麻酔薬投与量

5–10 ml の局所麻酔薬を 2 ml ずつ分割しながら投与する。

実際の手技とプロトコール

①仰臥位または側臥位にて体位を取ったのち，側頸部の消毒を行う。
②超音波プローブに滅菌カバーをかぶせ，清潔操作にて頸部の横断像を描出し，所定の高位で胸鎖乳突筋の後縁が超音波画像の中央部分に描かれるようプローブの位置を調節する。
③局所麻酔薬を充填したシリンジの操作を助手に委ね，延長チューブを介してシリンジとブロック針を接続する。
④超音波ガイド下に，ブロック針を頸部外側から内側に向けて平行法で刺入し，胸鎖乳突筋の後縁に向けて針を進める。
⑤胸鎖乳突筋の手前で頸筋膜の浅葉を貫き，針先を筋肉の背側まで進める。
⑥吸引試験を繰り返しながら，局所麻酔薬を 2 ml ずつ投与する。
⑦超音波画像上，局所麻酔薬が頸筋膜の浅葉とその下の椎前葉との間に広がることを確認する（図 4）。

● **手技のコツ**
1) 必要以上に長い針を使用するとブロック針の操作が難しく，合併症の原因ともなりかねないので，50 mm 前後の長さの針が扱いやすい。
2) 鈍針を使用する場合，皮膚貫通時の抵抗から組織が歪み超音波画像が途絶する。これを避ける目的で，ブロック針の刺入に先立ち刺入点の皮膚にカットを加えてもよい。
3) 鈍針を望ましいとする考え方には反するが，23 G, 60 mm のカテラン針は穿刺抵抗が少なく操作性に優れる。

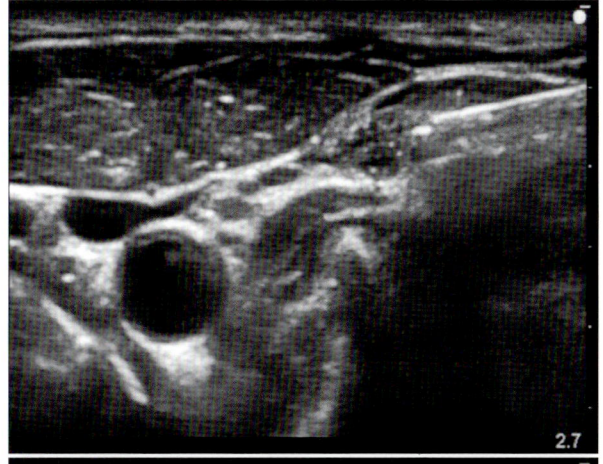

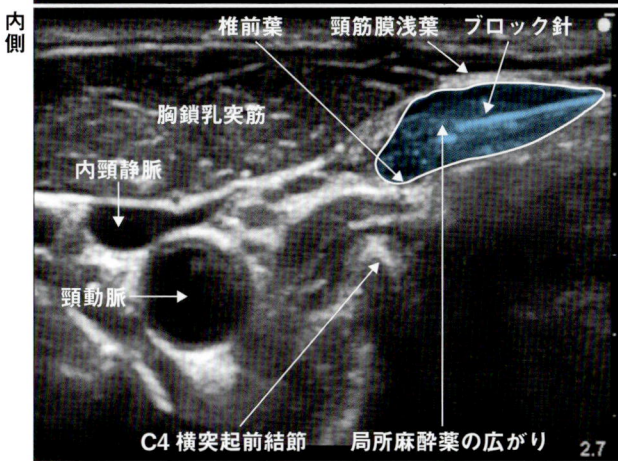

図4 ブロック針と局所麻酔薬の広がり

合併症

①投与された局所麻酔薬の一部は，頸筋膜の浅葉と椎前葉の間を内側にあるいは椎前葉を通過して深層に広がる。その作用は，用量依存性に頸神経叢の神経根・交感神経幹・反回神経に及び得る。

②これらの作用の結果，同側の横隔神経・舌骨下筋群の麻痺，ホルネル症候群，嗄声を起こす可能性がある。

③両側同時のブロックは推奨されない。

〔林　英明〕

3 深頸神経叢ブロック

解 剖（図1）

- 頸神経叢は第1-4頸神経の前枝が結合。
- 中斜角筋および肩甲挙筋の起始部の前面で胸鎖乳突筋に覆われる形で存在。
- 頸神経叢は深筋膜椎前葉により覆われる。
- 皮枝と筋枝に大別できる。

　皮枝：小後頭神経（C2-3），大耳介神経（C3-4），頸横神経（C3），鎖骨上神経（C3-4）

　これらは胸鎖乳突筋後縁から放散するように走り，後頸部の皮膚の知覚をつかさどる。

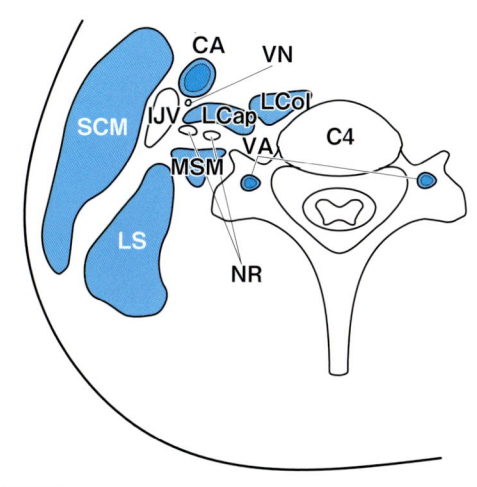

図1　頸神経叢の解剖

LCap：頭長筋，LCol：頸長筋，MSM：中斜角筋，SCM：胸鎖乳突筋，LS：肩甲挙筋，CA：総頸動脈，IJV：内頸静脈，VN：迷走神経，VA：椎骨動脈，NR：神経根

筋枝：頸神経ワナを介して舌骨下筋群の運動を支配するほか，椎前筋群，胸鎖乳突筋，肩甲挙筋，僧帽筋などを支配する。また横隔神経は第 3-5 頸神経から出て，前斜角筋の前面を下降する。

適　応
- ペインクリニック領域：頸神経領域のさまざまな疼痛性疾患（頸椎症，頸椎椎間板ヘルニア，頸肩腕症候群，外傷性頸部症候群，帯状疱疹痛および帯状疱疹後神経痛，頭痛など）など。
- 手術麻酔領域：内頸動脈内膜剝離術，甲状腺手術，頸〜肩部の体表の手術など。

体　位
患側上位の 45-60°程度の半側臥位とする。

超音波プローブの位置と向き（図 2）
側頸部に横断面と水平にプローブを当てる。

超音波プローブ周波数
高周波（7 MHz 以上）のリニアプローブ

ブロック針穿刺法
プローブの外側より平行法で穿刺する。

穿刺前超音波画像評価（図 3）
①C3，4 頸椎横突起, C3, 4 神経根, 中斜角筋, 胸鎖乳突筋などを同定する。C3, 4 神経根が頸神経叢を形成して中斜角筋と胸鎖乳突筋の間を走行して行くのが確認できる。
②神経叢周囲の血管の有無をカラードプラーで確認しておく。

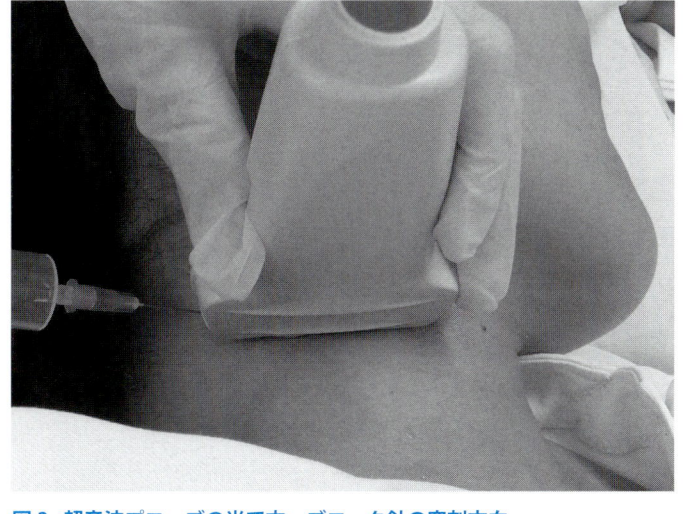

図2 超音波プローブの当て方・ブロック針の穿刺方向

ブロック針サイズ
23 G，60 mm のカテラン針

局所麻酔薬投与量
1%メピバカイン 3-5 ml（場合によってデキサメタゾン 2 mg 追加）
神経ごとに選択的に分割投与する場合は各神経 2 ml 程度注入する。

実際の手技とプロトコール（図4, 5）
①側頸部に横断面と水平にプローブを当てる。
②超音波装置の画像条件を患者の体格に合わせて最適化する。通常スケールは 3-4 cm である。
③まず総頸動脈と内頸静脈を確認し，その外側にいわゆる"カニ爪様"の頸椎横突起を描出する。
④次に尾側方向にプローブを動かして，C7 頸椎横突起を確認する。C7 頸

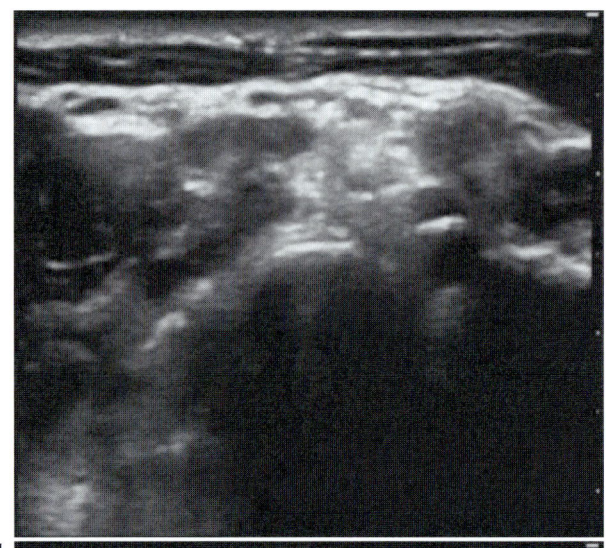

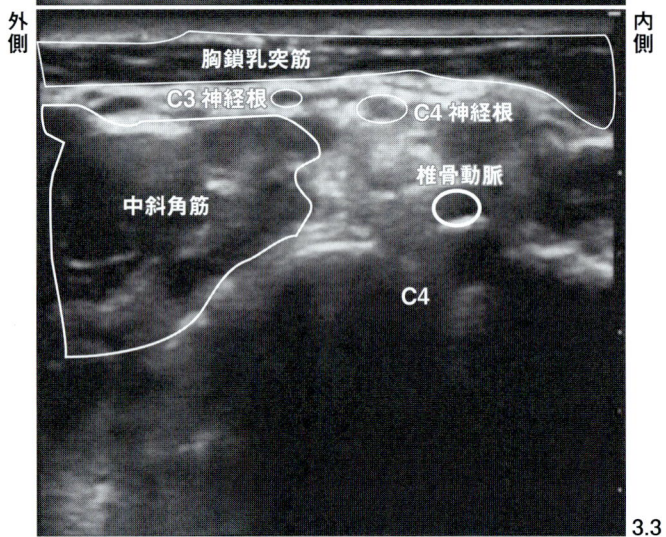

図3 穿刺前超音波画像・解剖

椎横突起には前結節がないので，これをメルクマールとする。
⑤C7 横突起よりプローブを頭側に動かして順番に C6-C3 横突起を確認する。
⑥頸椎横突起の部位同定ができたら，C4 頸椎横突起を描出する。横突起の前結節，後結節の形成する U 字状の溝に C4 神経根を同定できる。
⑦そこからプローブを尾側に移動して行くと C4 神経根が頸神経叢を形成して中斜角筋と胸鎖乳突筋の間に走行してゆくのが確認できる。C3 神経根も同様に同定できる。
⑧目的となる神経が同定できたら，カラードプラーにて周囲の血管の有無を確認する。
⑨プローブの外側より平行法でブロック針を穿刺する。針先が頸神経叢に到達したら吸引テストをしながら局所麻酔薬を少量（0.5 ml）ずつ分割投与する。神経ごとに選択的に注入してもよい。

● 手技のコツ
1) 従来の盲目法[1]に近い形での穿刺は頸椎横突起近傍での穿刺[2,3]であるが，この部位では神経根の前方を走行している椎骨動脈穿刺のリスクに加えて，上行頸動脈や深頸動脈の脊髄への交通枝も存在することから血管内注入，脊髄梗塞の危険性が高くなる[4]。横突起よりやや外側での穿刺のほうがより安全に施行できると考えられる。
2) 超音波ガイド下ブロック法では，患者の疼痛部位に応じて C3 あるいは C4 頸神経を選択的にブロックすることも可能である。さらに，一つの神経を選択的にブロックすることで診断的治療につながる。

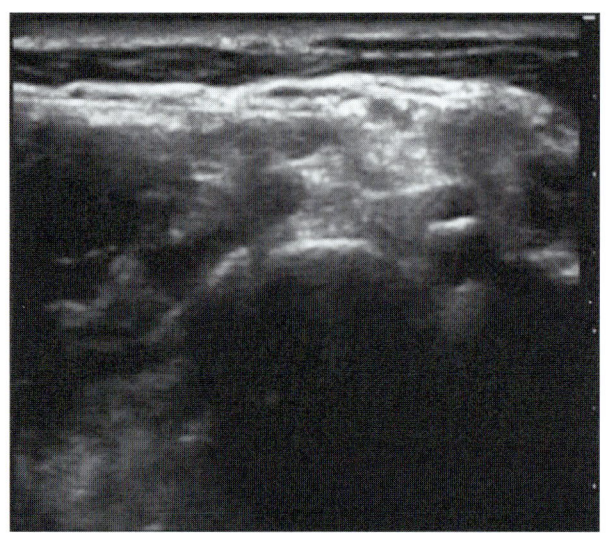

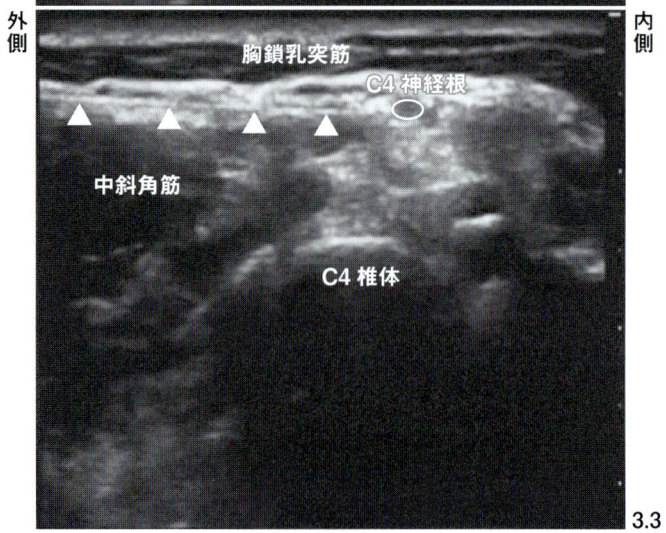

図4 ブロック針穿刺時の超音波画像

44 Ⅱ 各論

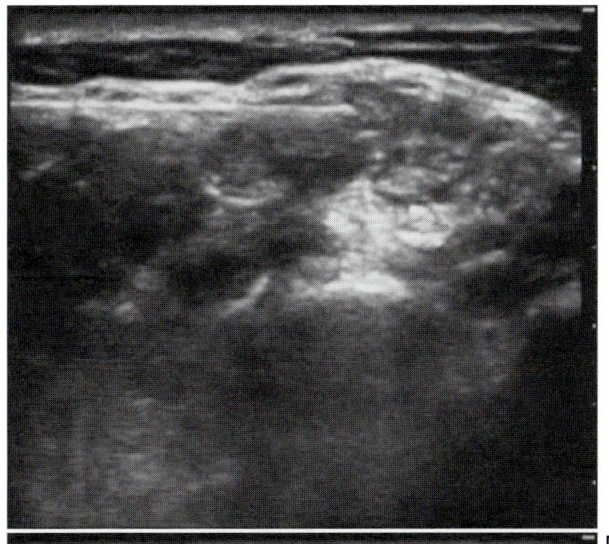

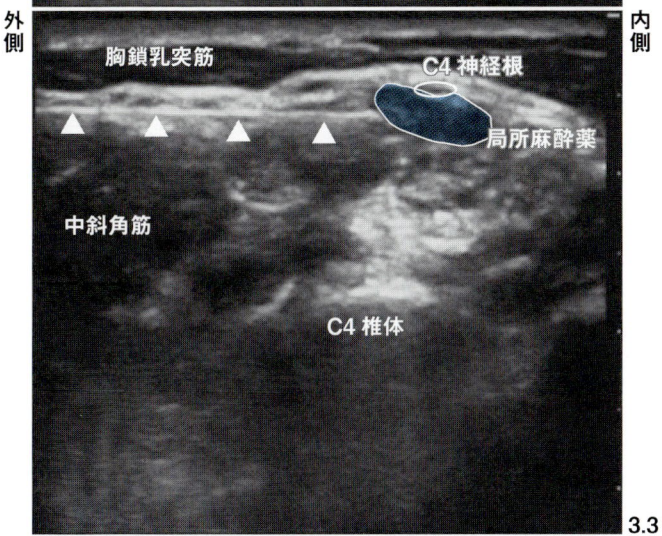

図5 局所麻酔薬注入後の超音波画像

合併症

血管内注入，くも膜下注入，呼吸困難・呼吸不全（横隔神経麻痺，反回神経麻痺による），神経損傷，感染，血腫などが報告されている。

〔中川　美里〕

4 神経根ブロック

解　剖

- 第3から第6頸椎の横突起には前結節と後結節があり，雨樋のような構造となっており（脊髄神経溝），その中を神経根が走行している（図1）。
- 第3頸椎から第6頸椎に向かって横突起の溝は深く大きくなってくる。しかし，第7頸椎には前結節は存在せず，雨樋のような構造にはなっていない（図1）。

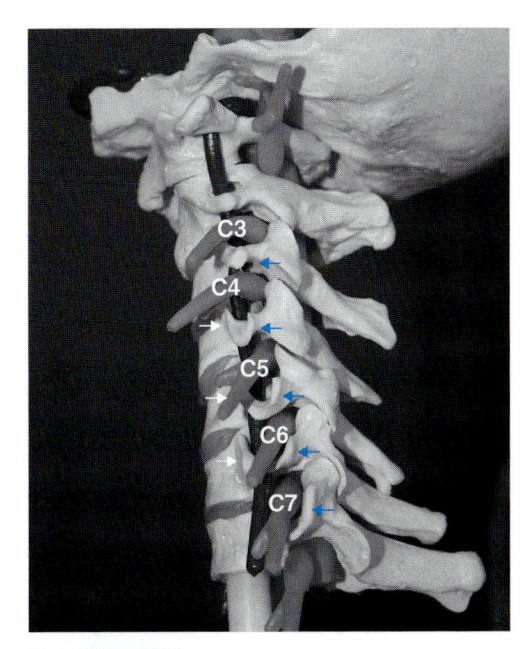

図1　頸椎の解剖

C3-7：各頸神経の神経根
⇨：横突起前結節，→：後結節

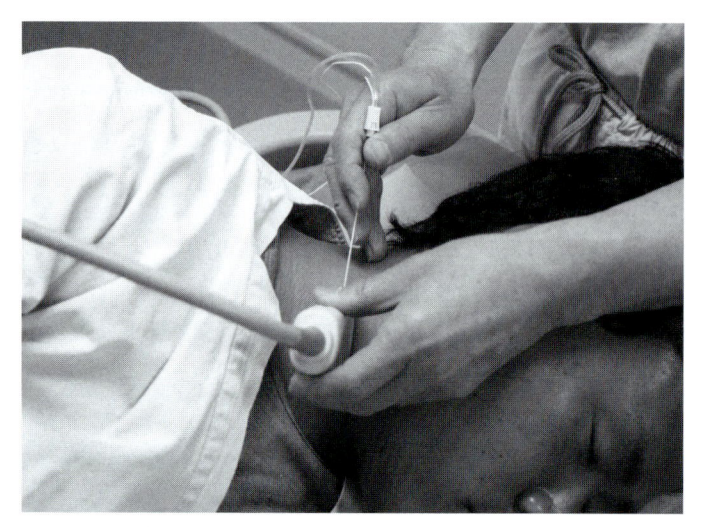

図2 超音波プローブの当て方・ブロック針の穿刺方法・体位

- 椎骨動脈は鎖骨下動脈から分枝，第7頸椎横突起の前方を上行したのち，第6頸椎の横突孔に入り，各頸椎の横突孔内を通って頭蓋内に到達する。

適 応
頸椎症性神経根症，頸椎椎間板ヘルニア，帯状疱疹後神経痛

体 位
側臥位。肩関節を足側に引っ張るようにしてスペースを確保すると手技が行いやすい（図2）。

超音波プローブの位置と向き
目的とする頸椎のレベルで，体軸と直交するようにプローブを置く。

超音波プローブ周波数
高周波（10-12 MHz）のリニアプローブ

ブロック針穿刺法
平行法

穿刺前超音波画像評価
①輪状軟骨レベルでそのすぐ外側にプローブを置き，甲状腺，総頸動脈，内頸静脈を確認する。内頸静脈の外側に前斜角筋，中斜角筋，それらの間に腕神経叢を確認する。
②腕神経叢のそれぞれの神経根を追いながら上下にプローブを移動させると，それぞれの神経根が各頸椎横突起へと入って行くのが確認できる。
③第7頸椎の横突起には前結節が存在しないこと，斜角筋間で観察される神経根のうち最も前側かつ外側にあるものが第5頸神経であることをランドマークにブロックの目的とする神経根を同定する（図3）。

ブロック針サイズ
20-22 G，50 mm の鈍針

局所麻酔薬投与量
0.1-0.2％ロピバカイン

実際の手技とプロトコール
①目的とする神経根を同定したら，神経根が頸椎横突起の中に入って行くところを描出する。
②ブロック針をプローブの外側より刺入し，平行法で横突起の外側縁で神経根の近傍にブロック針の先端を位置させる（図4）。

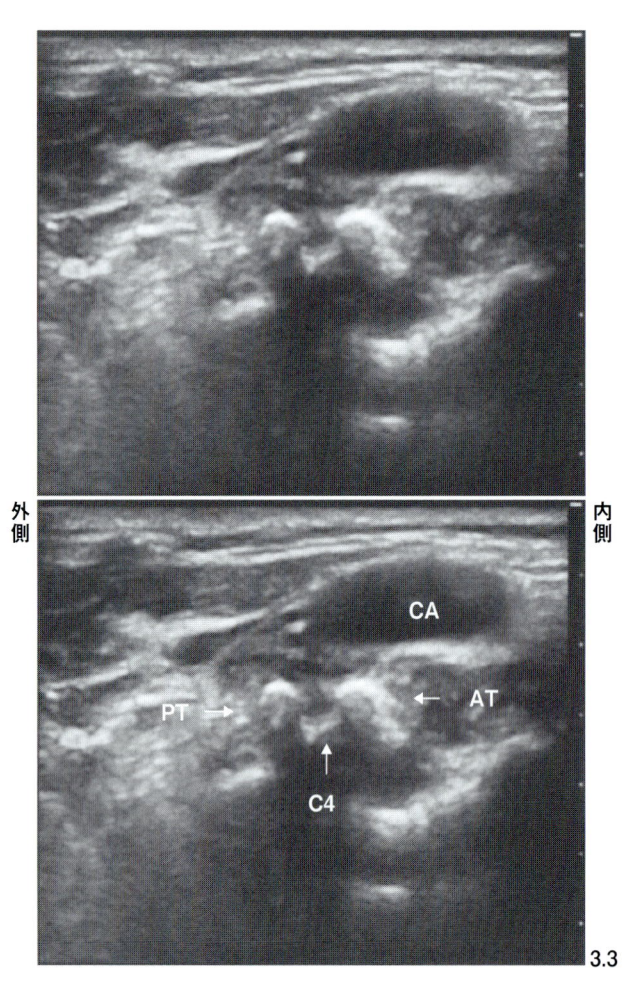

図3（A） 各頸神経根の超音波画像（C4）
CA：総頸動脈，AT：前結節，PT：後結節，C4：第4頸神経根

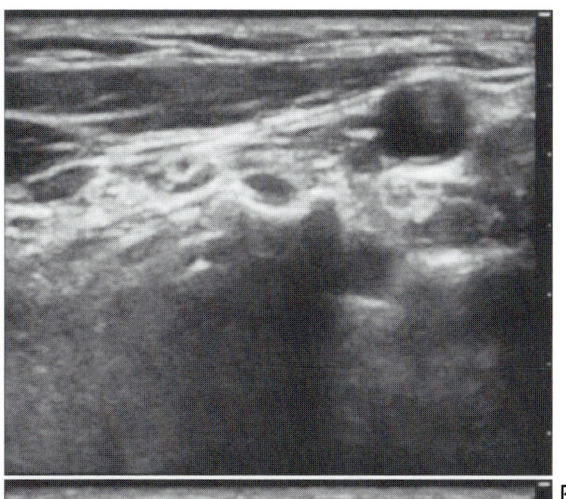

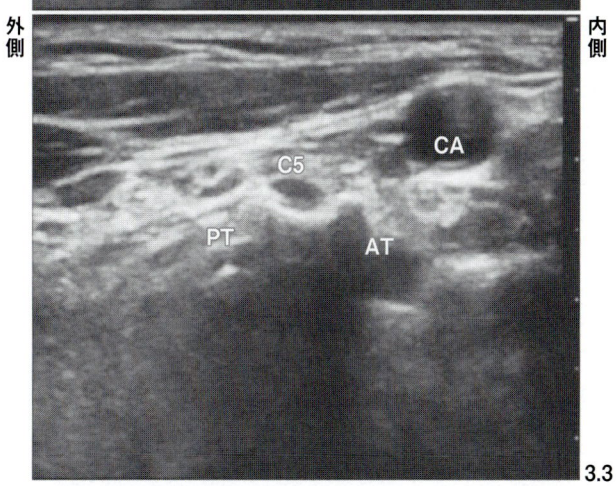

図3（B） 各頸神経根の超音波画像（C5）
CA：総頸動脈，AT：前結節，PT：後結節，C5：第5頸神経根

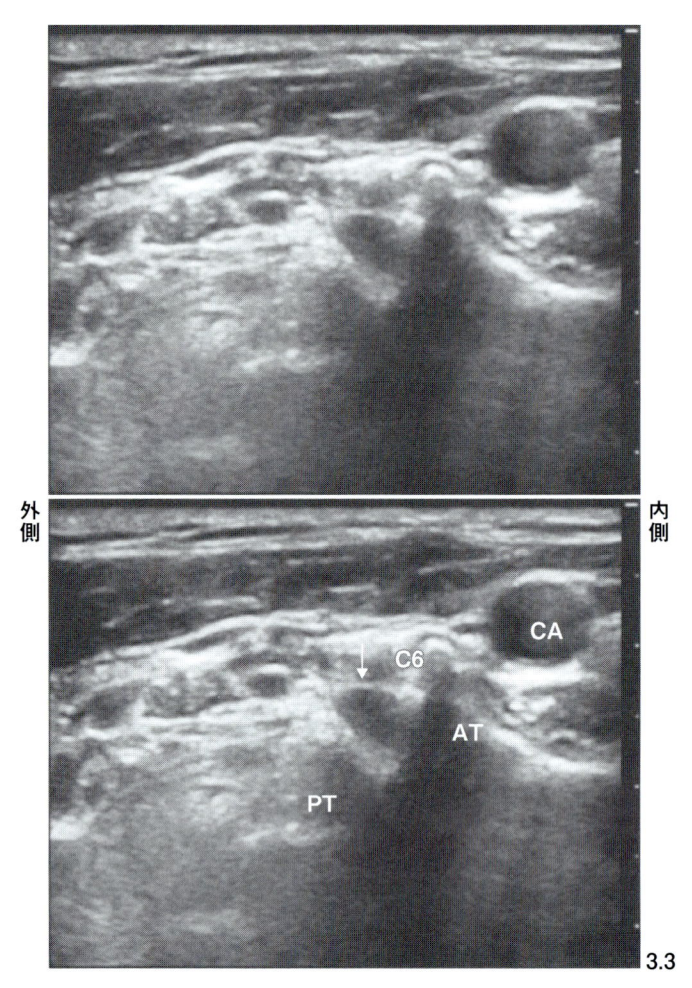

図3（C） 各頸神経根の超音波画像（C6）
CA：総頸動脈，AT：前結節，PT：後結節，C6：第6頸神経根

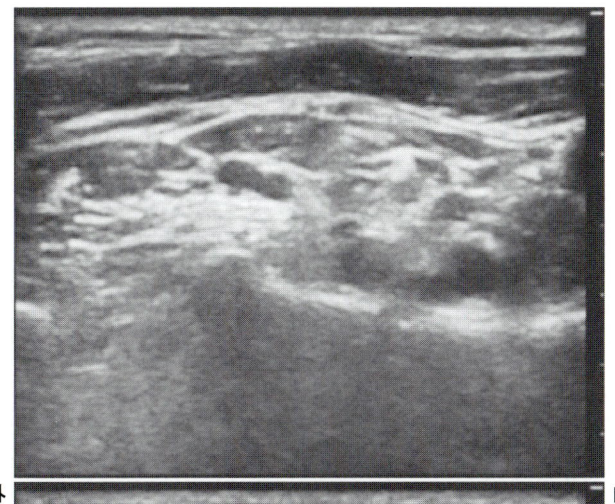

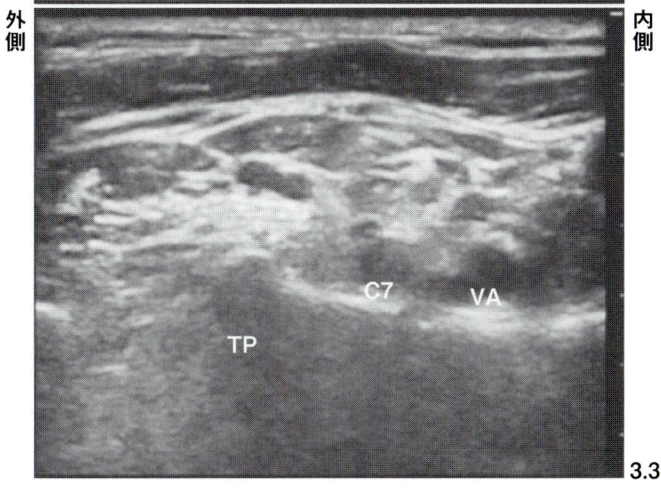

図3（D）　各頸神経根の超音波画像（C7）
TP：横突起，VA：椎骨動脈，C7：第7頸神経根

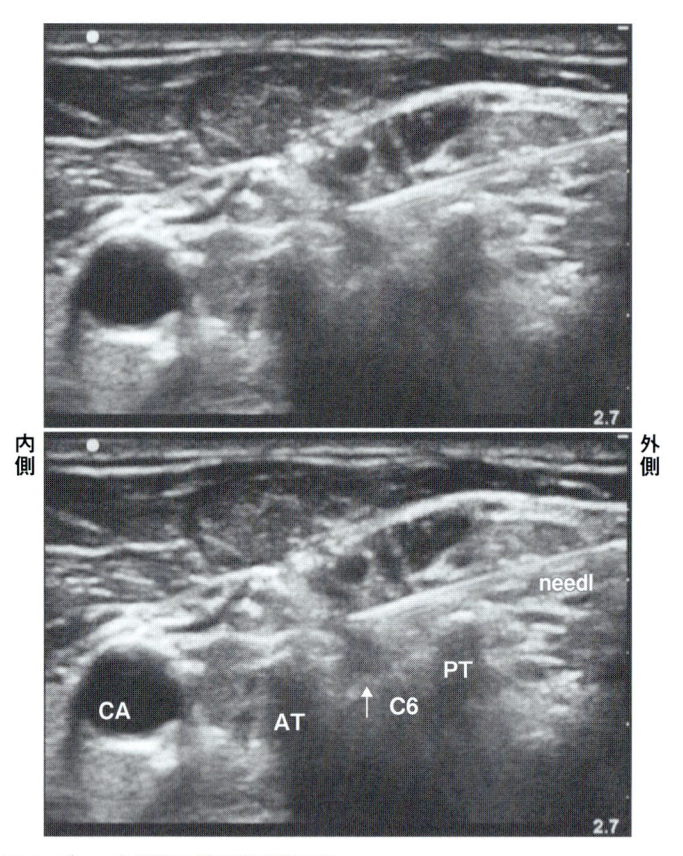

図4 ブロック針刺入時の超音波画像
CA：総頸動脈，AT：前結節，PT：後結節，C6：第6頸神経根
needle：ブロック針

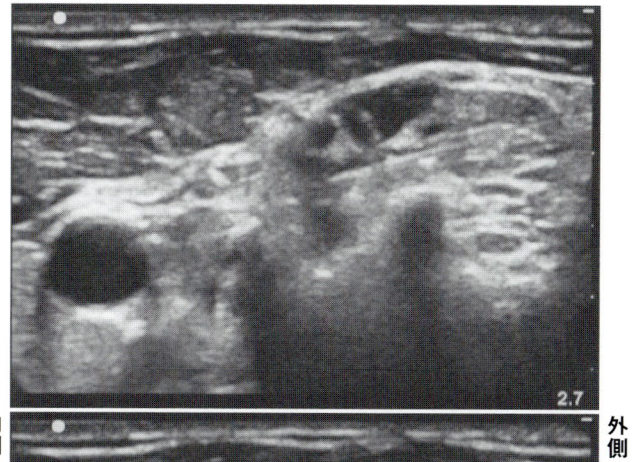

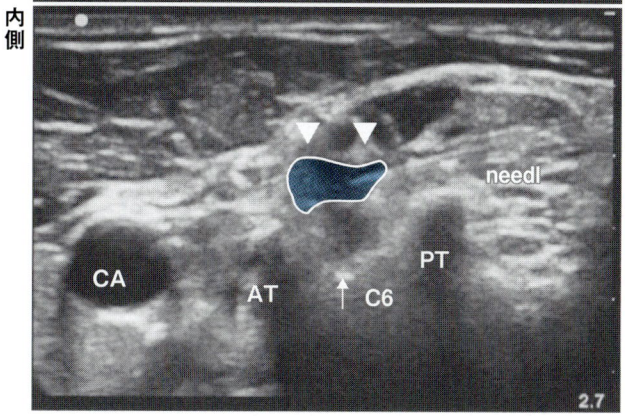

図5 局所麻酔薬注入後の超音波画像

CA：総頸動脈，AT：前結節，PT：後結節，C6：第6頸神経根
needle：ブロック針，▷：局所麻酔薬

55

③注射器を吸引し，血液，髄液の逆流がないことを確認してから局所麻酔薬を注入する（図5）。
④注入時抵抗がある場合は神経内注入の可能性があるので，針先端の位置を変えて注入しなおすべきである。

> ● **手技のコツ**
> 1) プローブの前側より平行法で穿刺する方法もあるが，内頸静脈が障害になってブロック針を進めにくいことがある。
> 2) くも膜と硬膜は一体となり神経根に伴って椎間孔の外側まで伸びてきている（神経根袖）。ブロック針を横突起の前結節と後結節の間に深く進めると，脊髄穿刺やくも膜下ブロックになる可能性があるので針は横突起の中に深く進めるべきでない。

合併症

出血，感染，神経根損傷，くも膜下ブロック，脊髄穿刺

〔藤原　祥裕〕

5 椎間関節ブロック

解　剖

- 頸椎椎間関節は上位頸椎の下関節突起と下位頸椎の上関節突起によりなる。
- C2-3，C3-4，C4-5，C5-6，C6-7 の 5 つの椎間関節が連なって関節柱を形成する（図1）。

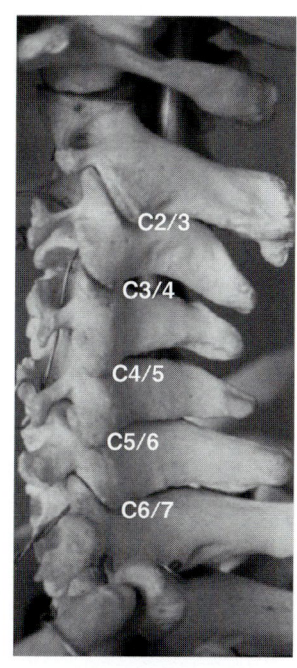

図1　骨標本における頸椎椎間関節側面
関節柱の最上端は C2-3 椎間関節であり，この関節のみ 1 本の後枝内側枝（第 3 後頭神経）支配．他の関節は 2 本の後枝内側枝で支配される．

- C2–3 椎間関節は第 3 後頭神経（第 3 頸神経後枝内側枝の浅枝）のみが分布する[1]。
- C3–4 から C6–7 までの 4 つ椎間関節は脊髄神経後枝内側枝の 2 つが分布する。つまり C3–4 椎間関節は C3 と C4 の後枝内側枝が分布する。
- 第 3 後頭神経は C3 上関節突起をまわり込みながら後内方に向かう。
- C3–6 の後枝内側枝は関節柱の中央（骨性溝）をまわり込みながら後内方に向かう[2]。
- C7 の後枝内側枝は C7 上関節突起先端レベルをまわり込みながら後内方に向かう[2]。

適　応
頸椎椎間関節症，頸肩背部痛，頸椎性頭痛，外傷性頸部症候群

体　位
ブロック側を上にした側臥位

超音波プローブの位置と向き

関節柱長軸像
頸椎側面で関節柱長軸に平行にプローブを置き，関節柱の長軸像を描出する。頸椎椎間関節ブロックもしくは頸神経後枝内側枝ブロックを関節柱短軸像で行う際に，プローブと穿刺レベルの位置決め（マーキング）をするのに使用する（図 2）。

関節柱短軸像
頸椎側面で関節柱長軸に交差するようにプローブを置き，関節柱の短軸像を描出する。実際の穿刺で使う（図 3）。

超音波プローブ周波数
5–13 MHz　リニアプローブ

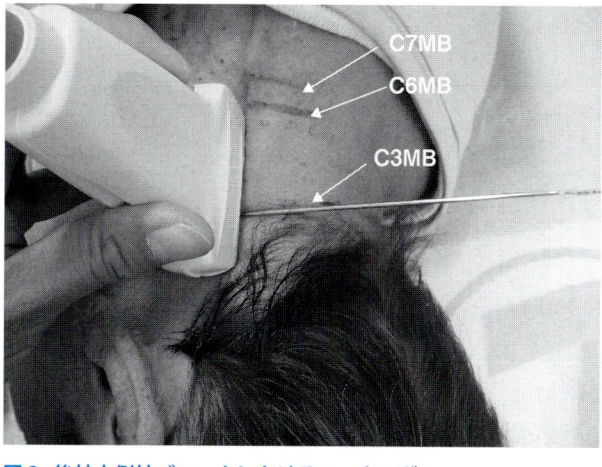

図2 後枝内側枝ブロックにおけるマーキング

ブジーを使って関節柱長軸のラインおよび後枝内側枝の位置（椎間関節ブロックの場合は椎間関節の位置）にマーキングを行う．
MB：後枝内側枝が関節柱を横切って後方に向かうレベル

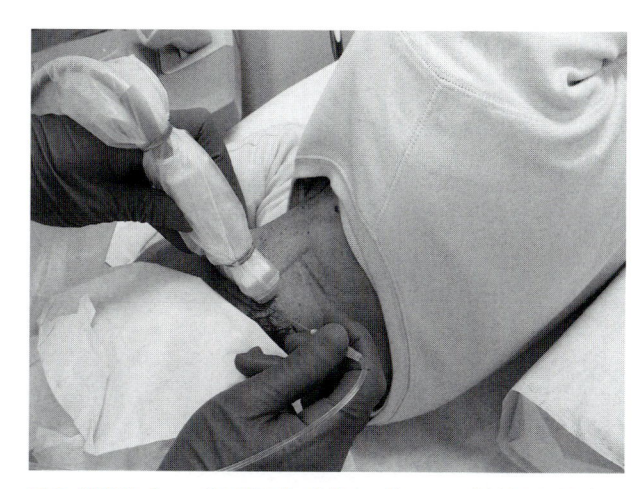

図3 超音波プローブの当て方・体表ランドマーク（後枝内側枝ブロック）

マーキングした位置にプローブを当てて，関節柱の短軸像を描出する．

ブロック針穿刺法
平行法

穿刺前超音波画像評価
関節柱長軸像
①関節柱は表面が高エコー性で，下方に音響陰影を伴って描出される。
②関節柱の辺縁は山と谷が連続する。山が椎間関節，谷が関節柱の骨性溝で後枝内側枝が存在する[3,4]。一番高位にある山がC2-3椎間関節である。
③後枝内側枝，第3後頭神経は1.0-2.0 mm程度の低エコー性卵円形を呈する。その中に高エコー性の小さな点を伴うこともある[3]（図4，5）。

関節柱短軸像
1) 椎間関節ブロック
①頸椎横突起後結節と関節柱短軸像が一緒に描出されるレベルで，頸椎椎間関節が描出される。
②関節柱は上下関節突起が重なることで二重に縁取られる。
③後結節の前方に頸神経根が描出される（図6）。
2) 後枝内側枝ブロック
①椎骨動脈と関節柱短軸像が一緒に描出されるレベルで，関節柱は骨性溝が高エコー性に描出される。
②後枝内側枝は動脈と伴走する。太い動脈は根髄動脈となるので，カラードプラーで確認する。太い動脈が存在するときは椎間関節ブロックに切り替える（図7）。

ブロック針サイズ
23 G，60 mmの長ベベル針

頭側　　　　　　　　　　　　　　　　　　　　　　尾側

ZYGJ2/3　ZYGJ3/4
第3後頭神経

3.3

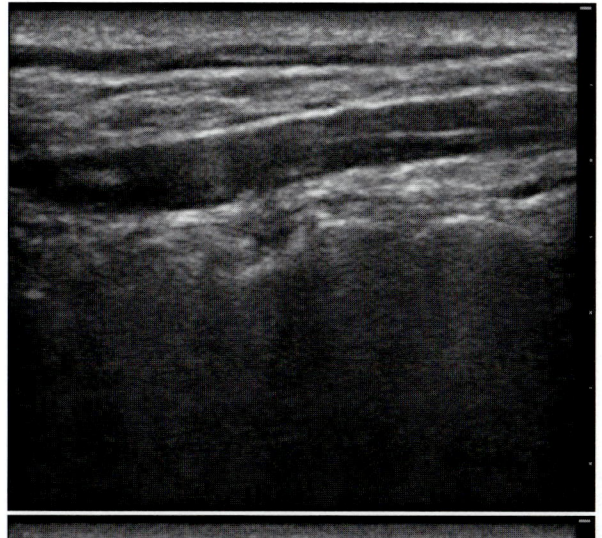

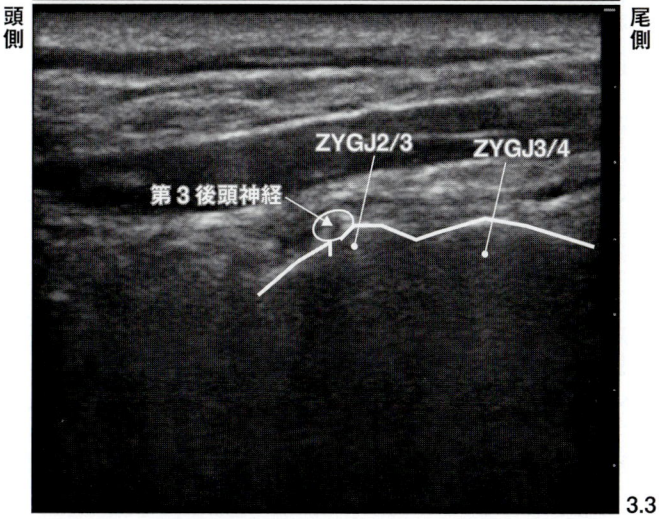

図4　C2-3，C3-4 椎間関節長軸像

ZYGJ 2 /3：C2-3 椎間関節，ZYGJ 3 /4：C3-4 椎間関節

脊椎と傍脊椎領域の超音波解剖

頸椎と傍頸椎領域

胸椎と傍胸椎領域

腰椎と傍腰椎領域

仙骨と傍仙骨領域

小児

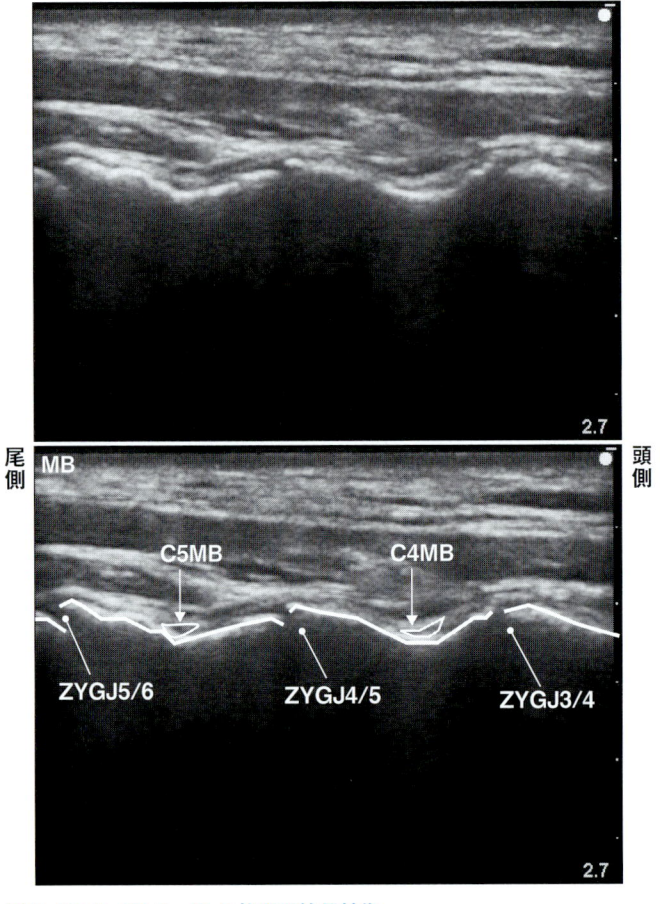

図5 C3-4, C4-5, C5-6 椎間関節長軸像

ZYGJ 3/4：C3-4 椎間関節，ZYGJ 4/5：C4-5 椎間関節，
ZYGJ 5/6：C5-6 椎間関節，MB：後枝内側枝

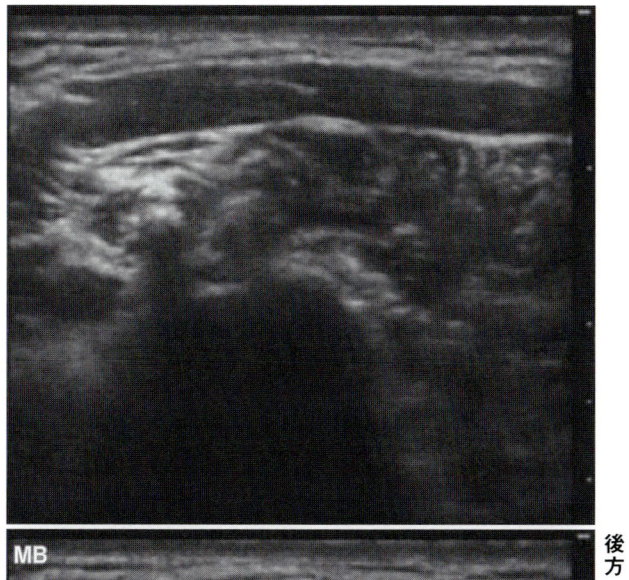

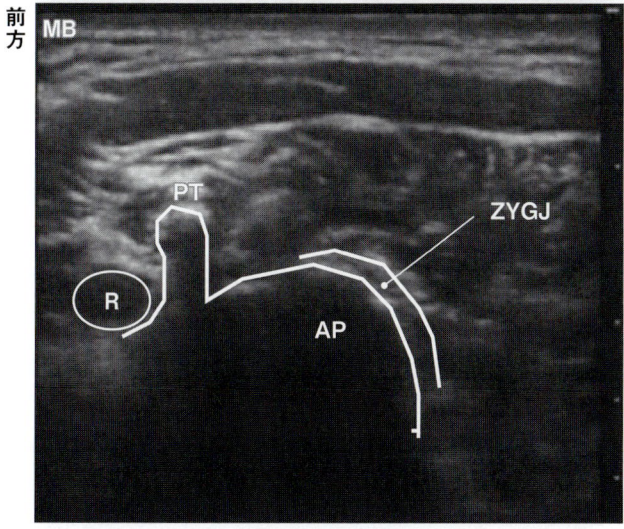

図6 穿刺前超音波画像・解剖（椎間関節ブロック）
上下関節突起により椎間関節の短軸像では関節柱の外縁が二重となる．
R：神経根，PT：横突起後結節，AP：関節柱，ZYGJ：頸椎椎間関節

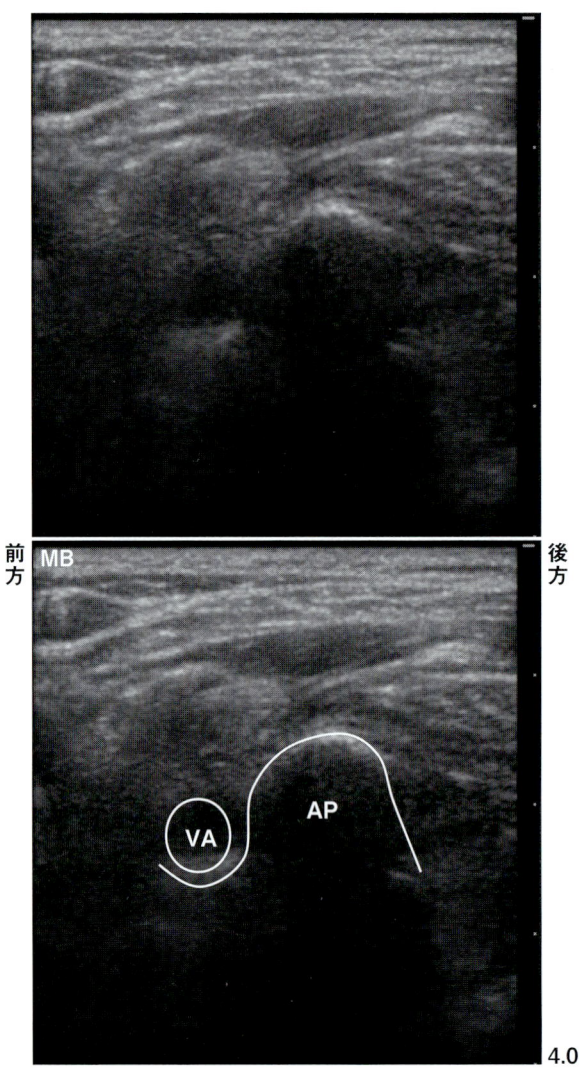

図7 穿刺前超音波画像・解剖（後枝内側枝ブロック）

後枝内側枝ブロックをする際に描出する画像．後枝内側枝には動脈が伴走するので，カラードプラーで確認をする．
VA：椎骨動脈，AP：関節柱

局所麻酔薬投与量

0.5-1.0%リドカイン 0.5-1.0 ml と水溶性ステロイド

実際の手技とプロトコール

①クリップとペンを使って，頸椎椎間関節長軸像を描出しマーキングを行う．まず関節柱の長軸に線を引く．次にクリップをプローブと皮膚の間に挟んで頭尾側に動かすことと，クリップの音響陰影が出現する．この音響陰影の位置を指標にして，椎間関節ブロックをする場合は山に，後枝内側枝ブロックをする場合は谷にマーキングをする（図2）．
②マーキングした位置にプローブを置き，関節柱短軸像を描出する．
③平行法で後方から前方に向かって針を穿刺する．
④関節柱側面に針先が届いたら，針の刺入を止める．椎間関節ブロックでは関節内に針先が入る感触がある（図8）．後枝内側枝ブロックでは骨表面に当たる感触が得られる（図9）．
⑤血液の逆流がないことを確認して，局所麻酔薬を介助者に注入してもらう．関節柱周囲で局所麻酔薬が広がるのを確認する（図10, 11）．

合併症

後枝内側枝ブロックの場合，伴走する動脈を損傷する可能性がある．

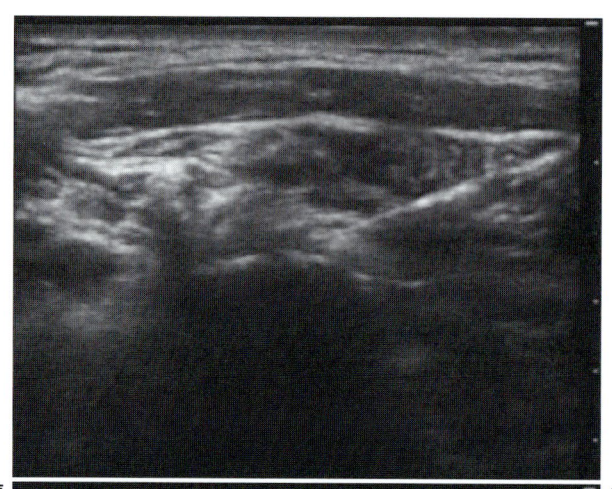

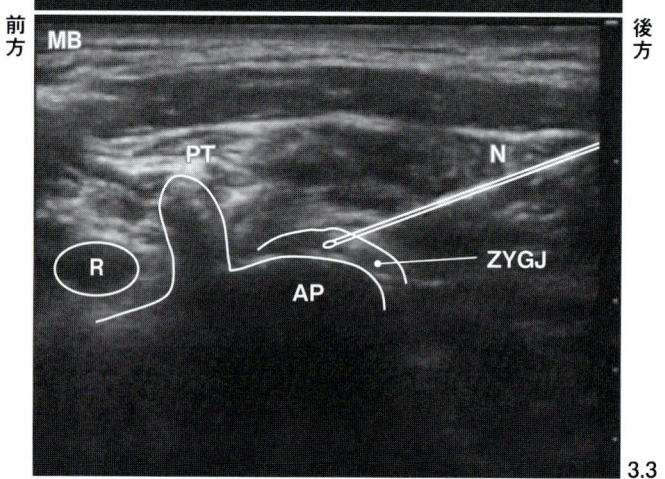

図8 ブロック針穿刺時の超音波画像（頸椎椎間関節ブロック）

R：頸神経根，PT：横突起後結節，AP：関節柱，ZYGJ：頸椎椎間関節，N：ブロック針

前方　MB　後方

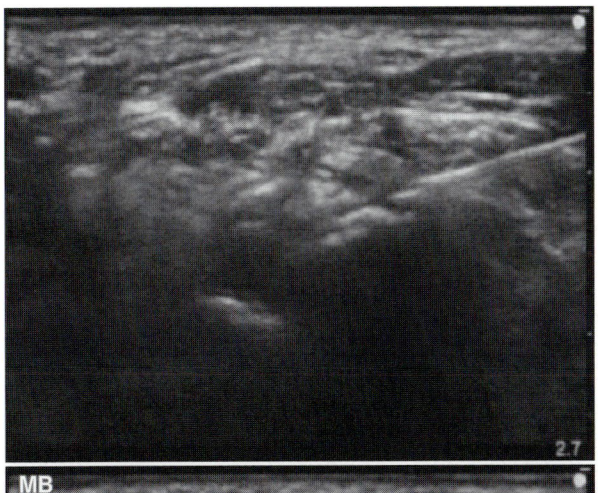

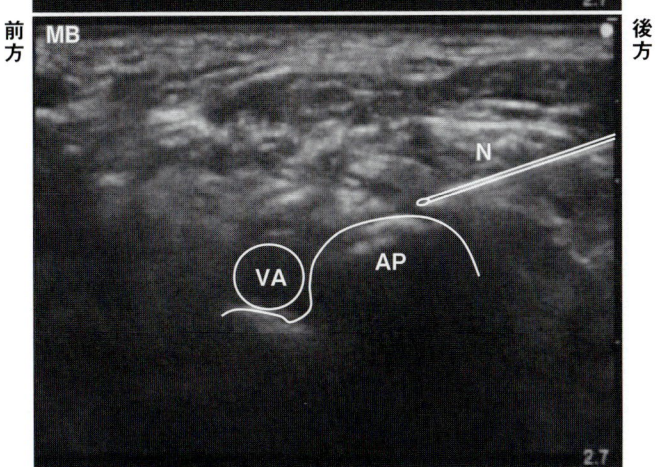

図9　ブロック針穿刺時の超音波画像（後枝内側枝ブロック）
VA：椎骨動脈，AP：関節柱，N：ブロック針

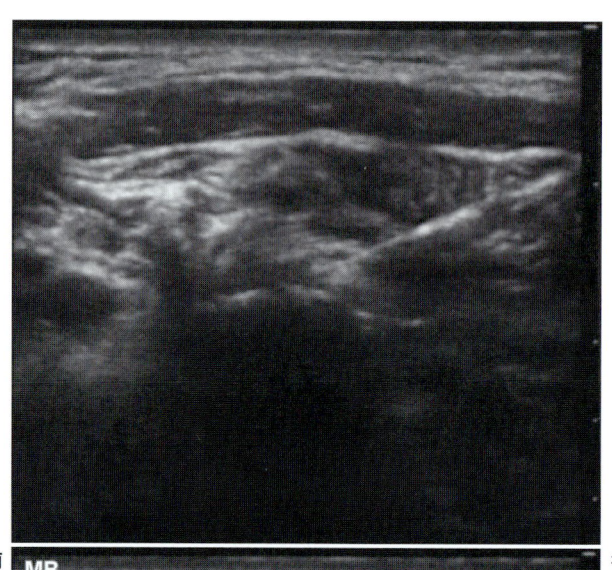

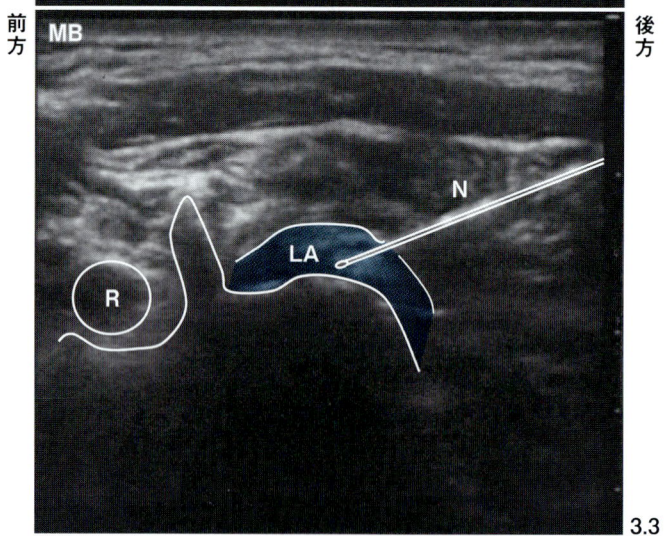

図10 局所麻酔薬注入後の超音波画像（頸椎椎間関節ブロック）

R：頸神経根，N：ブロック針，LA：椎間関節内で広がる局所麻酔薬

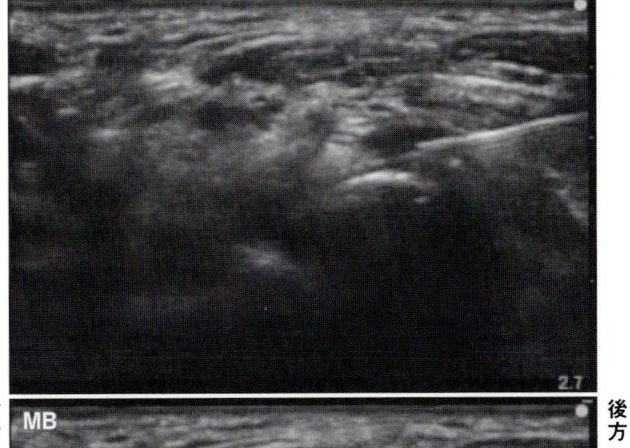

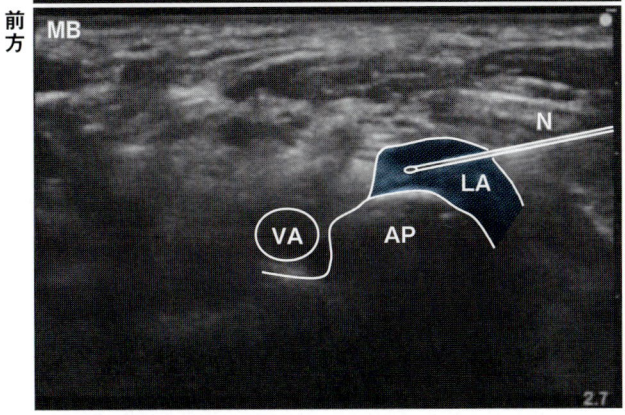

図 11 局所麻酔薬注入後の超音波画像（後枝内側枝ブロック）

VA：椎骨動脈，AP：関節柱，N：ブロック針，LA：骨性溝にそって広がる局所麻酔薬

● **手技のコツ**
1) 穿刺前に体表マッピングを行っておくことで，迅速に穿刺部位を判断できる．
2) 13 MHz までの高周波リニアプローブでは第 3 後頭神経や後枝内側枝の同定が難しいので，後枝内側枝ブロックでは関節柱側面の骨性溝に針先を当てることを目標とする．
3) 15 Hz の高周波リニアプローブを使用すると，第 3 後頭神経，後枝内側枝はより明瞭に描出できる．その場合，関節柱長軸像のまま交差法で後枝内側枝をブロックをすることも可能である．血管，気管，食道などの危険な頸部構造物は関節柱より前方に位置するので，関節柱長軸像における交差法では針を前方から後方に向けて穿刺する．

（柴田　康之）

6 大後頭神経ブロック

解剖

- 大後頭神経は，第2頸神経の太い後枝であり，環椎と下頭斜筋の間から出て僧帽筋を貫き，項筋群および後頭の皮膚に分布する（図1）。本神経は，上項線上で大後頭結節の 2–3 cm 外側を上行し，その外側に後頭動脈を伴走する。したがって従来のランドマーク法での本神経ブロックは，拍動の内側に局所麻酔薬を注入するのが一般的である[1-2]。

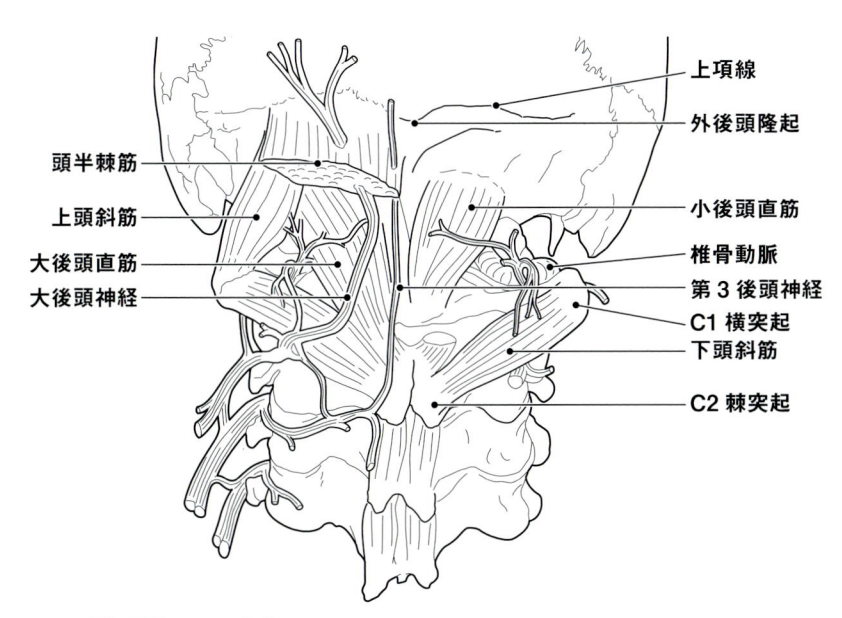

図1 大後頭神経周辺の解剖
第2頸神経後枝であり，環椎と下頭斜筋の間から出て僧帽筋を貫き項筋群以外に後頭の皮膚に分布．

- 本項で紹介する超音波ガイド下法は，同神経を中枢側で，上頸部の下頭斜筋の背面を交差する位置で同定し遮断する[3]。周辺の超音波解剖は，下頭斜筋，C2の棘突起，C2椎弓面などの描出が必要であるが超音波装置の機能向上により，これら構造物の鑑別が可能になった。Eichenbergerらは解剖用献体を用いて，この新しいアプローチの利便性を報告した[4]。

適　応

後頭部領域の痛み，緊張型頭痛，頸肩腕症候群，外傷性頸部症候群，頸椎症に伴う後頭部痛に適応[1-2]。大後頭神経痛の診断[4]。

体　位

坐位でも可能であるが腹臥位が望ましい。

超音波プローブの位置と向き

患側のC2棘突起とC1横突起の皮膚上を結ぶ方向（図2：A-B）にプローブを置き，下頭斜筋の長軸方向にプローブを当てる（図2）。

超音波プローブ周波数

高周波（10-14 MHz）のリニアプローブ

ブロック針穿刺法

平行法または交差法で外側から正中方向に針を進める。

穿刺前超音波画像評価

下頭斜筋は，C2棘突起に起始し，C1横突起に停止する。大後頭神経はこの下頭斜筋の背側と頭半棘筋の間を交差して走行する。
①患者を腹臥位の状態で軽く前屈位とし，乳突洞より尾側の皮膚を露出。

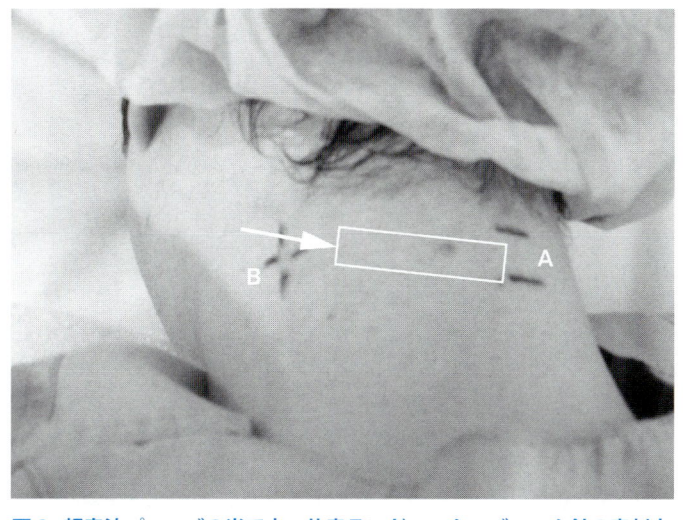

図2 超音波プローブの当て方・体表ランドマーク・ブロック針の穿刺方向

C2棘突起上の点AとC1横突起上の点Bを結んだ線上にプローブを当てる．Aは超音波画像で容易に鑑別されるが，B点は，確認が難しい場合もある（乳様突起の1cm程度下方）．
▭：プローブの位置と方向，⇨：針の穿刺方向

②後頸部正中を後頭骨の直下から水平断方向にスキャンし，C1後結節，C2棘突起の順に位置を確認。C2棘突起は先端部が二股に分岐し，甲虫の角のような特徴的な構造であり超音波画像で分岐の表面が高エコー性に描出される（図2：A点，図3）。

③超音波プローブをC1後結節で矢状断にして後弓にそい外側にゆっくりスキャンする。骨表面の音響陰影が消失する位置がC1横突起の相当（図2：B点）。

④皮膚上にマークしたA-B線上にプローブを当てると，下頭斜筋長軸像を描出する。皮膚表面から，皮下組織→僧帽筋→頭半棘筋→下頭斜筋→軸椎椎弓板の順（図4）。

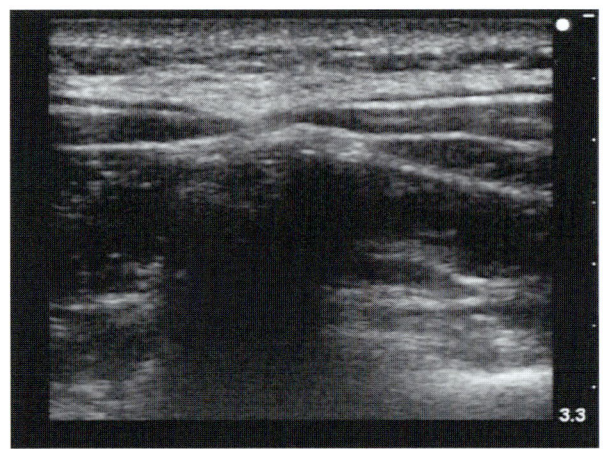

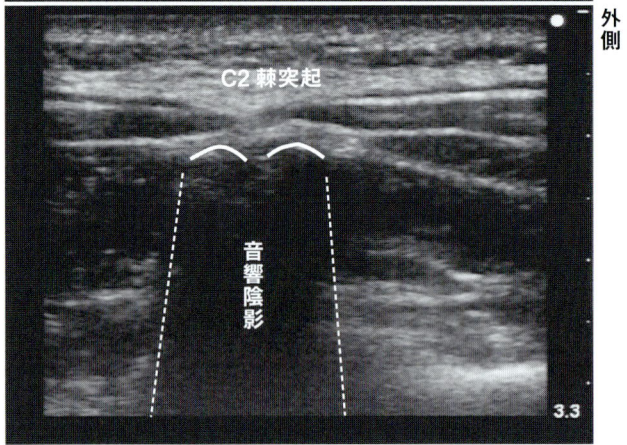

図3 穿刺前超音波画像（C2 棘突起）

頸部後方から水平断でプローブを当てると，二股になった棘突起（甲虫の角のような形）の表面が，凹型に輝度の高い線として描出（白線）．その後面（前方）は音響陰影となる．両側から頭半棘筋，下頭斜筋の筋膜が付着する．

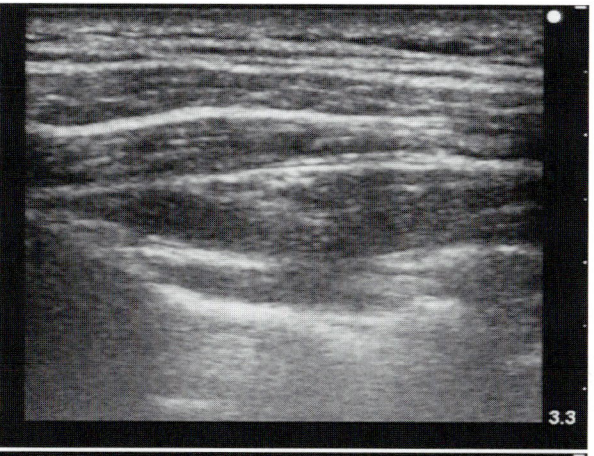

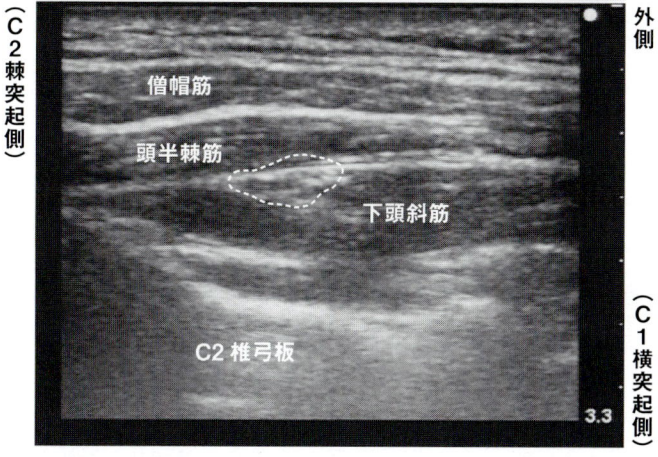

図4 穿刺前超音波画像・解剖

音響陰影をなす骨性構造のC2椎弓板の背側に，下頭斜筋，頭半棘筋，僧帽筋の順に筋層が重なる．頭半棘筋と下頭斜筋の間に紡錘状の高エコー性構造を描出できるが，神経の走行は追跡できない．白点線内に神経を含む構造がある．

⑤大後頭神経は下頭斜筋下縁から筋膜面上を頭側，内側に交差して走行する。頭半棘筋と下頭斜筋の間に紡錘状の高エコー性構造を描出できるが，連続する神経として追跡するのは難しい。Eichenberger の報告[4]によれば，大後頭神経は，横径 4.0 mm，縦径 1.8 mm 前後で，皮膚表面から 9.8–29.0 mm の位置に描出される。
⑥外側を詳細にスキャンし，下頭斜筋の外側で椎骨動脈の拍動またはカラードプラーによる血流を確認。

ブロック針サイズ

22 G，27 mm のブロック針

局所麻酔薬投与量

1–0.5％リドカインまたはカルボカイン 2–4 ml。必要に応じてデカドロンを適量添加。診断目的で同神経の選択的ブロックを行う場合は，最小限の量を使用[4]（0.1 ml）。

実際の手技とプロトコール

①超音波画像上で下頭斜筋長軸像と軸椎椎弓板を同定。
②大後頭神経の層を確認したら，下頭斜筋を見失わないように調整。
③ブロック針をプローブの B 点側から A 点側に向け，皮下に穿刺し平行法で進める（図 2）。
④頭半棘筋と下頭斜筋の筋層の間に針先を慎重に誘導し，筋膜を貫く感覚で針を止める（大後頭神経が確認できない場合，針先を頭半棘筋の筋膜間に留め薬液を注入）。
　筋膜間に神経が確認できる場合は，神経を避けて針を誘導（図 5）。
⑤血液の逆流のないことを確認し，局所麻酔薬を少量注入（約 0.5 ml）。筋膜間に薬液が広がるように針先を微調整して 0.5–1.0 ml ずつ注入。
⑥頭半棘筋と下頭斜筋間の局所麻酔薬の広がりを確認して終了（図 6）。

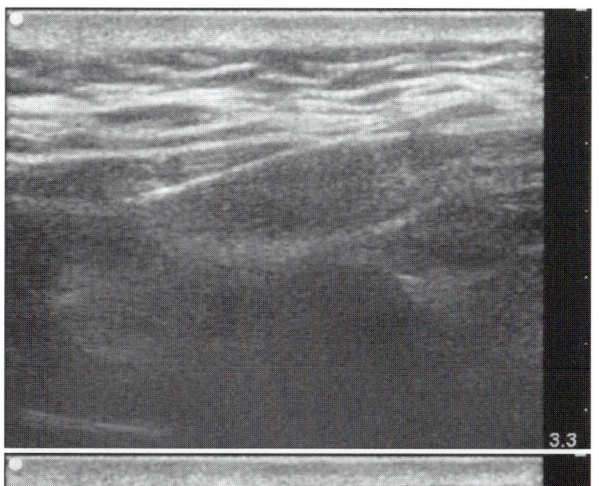

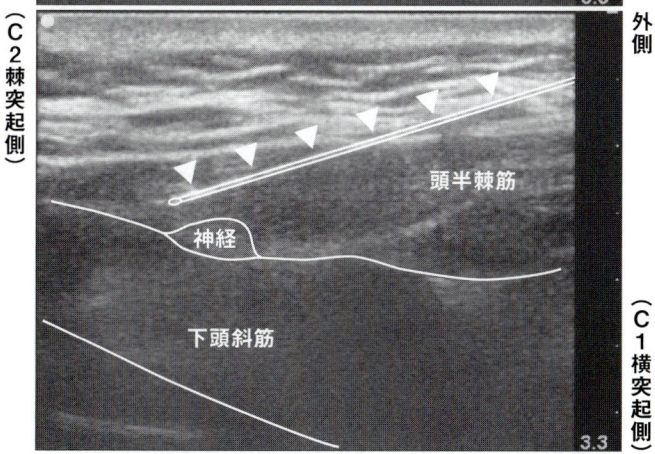

図5 ブロック針穿刺時の超音波画像

外側（C1横突起側）からブロック針（23 G針）をC2椎弓板方向に穿刺する．先端の位置は頭半棘筋の筋膜上．

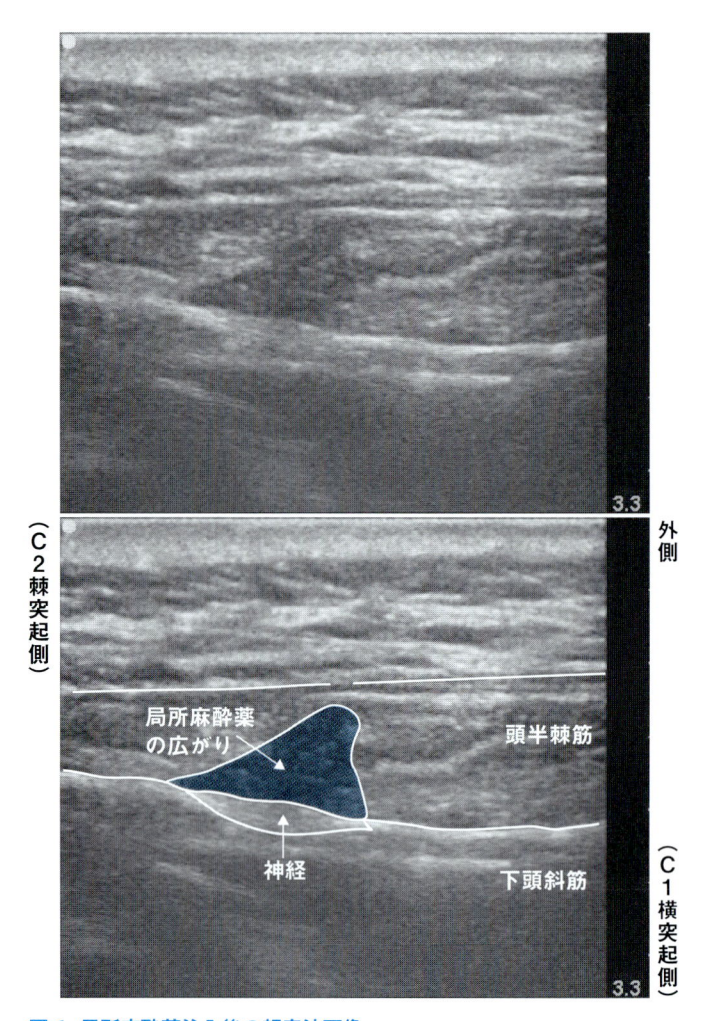

図6 局所麻酔薬注入後の超音波画像

頭半棘筋と下頭斜筋の間に局所麻酔薬を注入した直後．局所麻酔薬の広がりの下方に紡錘状の神経を含む構造を確認．

●**手技のコツ**
1) C1 横突起の位置が分かり難い場合は，C2 棘突起の位置を軸にプローブを回転して下頭斜筋長軸を描出。また下頭斜筋は，頭部の回旋で収縮。
2) 超音波画像上，下頭斜筋・C2 椎弓板の重なる位置で穿刺。もし下頭斜筋を誤って貫通しても椎弓板に保護される可能性が高い。
3) 神経の描出が不明瞭な場合は，頭半棘筋および下頭斜筋の筋膜間に局所麻酔薬を注入。
4) 下頭斜筋の頭側に椎骨動脈が走行するので，プレスキャンの段階で必ず位置を確認。

合併症
椎骨動脈穿刺，血腫，くも膜下穿刺など

（北山　眞任，佐藤　裕，廣田　和美）

2 胸椎と傍胸椎領域

1 傍脊椎神経（肋間神経）ブロック

解 剖（図1）

- 脊髄神経は椎間孔から傍脊椎腔に出る。傍脊椎腔は前方を壁側胸膜，後方を内肋間膜と上肋横突靱帯，内側を椎体と椎間孔に囲まれた楔形のスペースとなっている[1]。

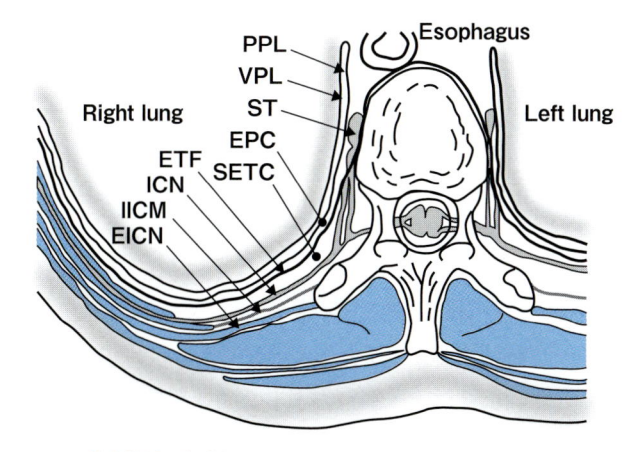

図1 傍脊椎腔の解剖

PPL：壁側胸膜，VPL：臓側胸膜，ST：交感神経感，EPC：胸膜外コンパートメント，SETC：胸内筋膜下コンパートメント，ETF：胸内筋膜，ICN：肋間神経，IICM：内肋間膜，EICM：外肋間筋

81

- 傍脊椎腔は脂肪織が埋めているが，脊髄神経だけでなく，肋間動静脈，胸部交感神経幹と脊髄神経との連絡路である白交通枝と灰白交通枝が存在する。
- 傍脊椎腔は胸内筋膜を境に前方の胸膜外コンパートメント，後方の胸内筋膜下コンパートメントに分かれる。胸膜外コンパートメントは実質的な厚みはなく，傍脊椎腔は胸内筋膜下コンパートメントが占めている。
- 傍脊椎腔は内方では椎間孔を介して硬膜外腔と，前方では縦隔を介して反対側の傍脊椎腔と，外方では肋間神経と肋間動静脈が走行するスペース（このスペースは肋間隙の一部で，解剖学的に名前が付けられていない。ここでは便宜上，肋間神経血管隙と名付ける）に連続している。
- 内肋間筋は前胸壁では筋組織として存在するが，後胸壁では肋骨角から内側で膜化し，内肋間膜となる。内肋間膜は上肋横突靱帯と連続していく。
- 外肋間筋は前胸壁では前腋窩線から前方では膜化し外肋間膜となるが，後胸壁では筋組織として存在する。

適 応

開胸術，帯状疱疹，帯状疱疹後神経痛，肋間神経痛，前腹壁痛，内臓痛

体 位

側臥位もしくは腹臥位

超音波プローブの位置と向き

リニアプローブを肋骨と平行になるように横突起間に当てて，傍脊椎腔から肋間神経血管隙に移行する部分の水平断面像を描出する（図2）。

超音波プローブ周波数

7.0–14 MHz リニアプローブ
肥満者には，3.5–5 MHz コンベックスプローブ

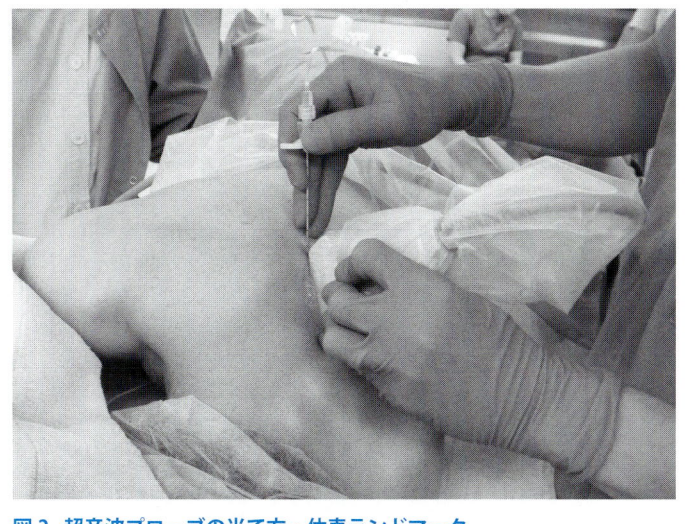

図 2　超音波プローブの当て方・体表ランドマーク

肋骨に平行になるように，上下隣り合う横突起間にリニアプローブを置く．ブロック針はプローブの外側から内側に向かって刺入する．

ブロック針穿刺法

平行法

穿刺前超音波画像評価（図 3）

①横突起は凸型で高エコー性に描出され，音響陰影を伴う．
②横突起の外側には外肋間筋が描出される．
③外肋間筋の内側境界が内肋間膜である．
④胸膜は高エコー性で呼吸性に動いている．
⑤肋間神経血管隙から傍脊椎腔までの連続は内肋間膜と胸膜で挟まれる空間として描出される．
⑥脊髄神経（肋間神経）は描出されない．

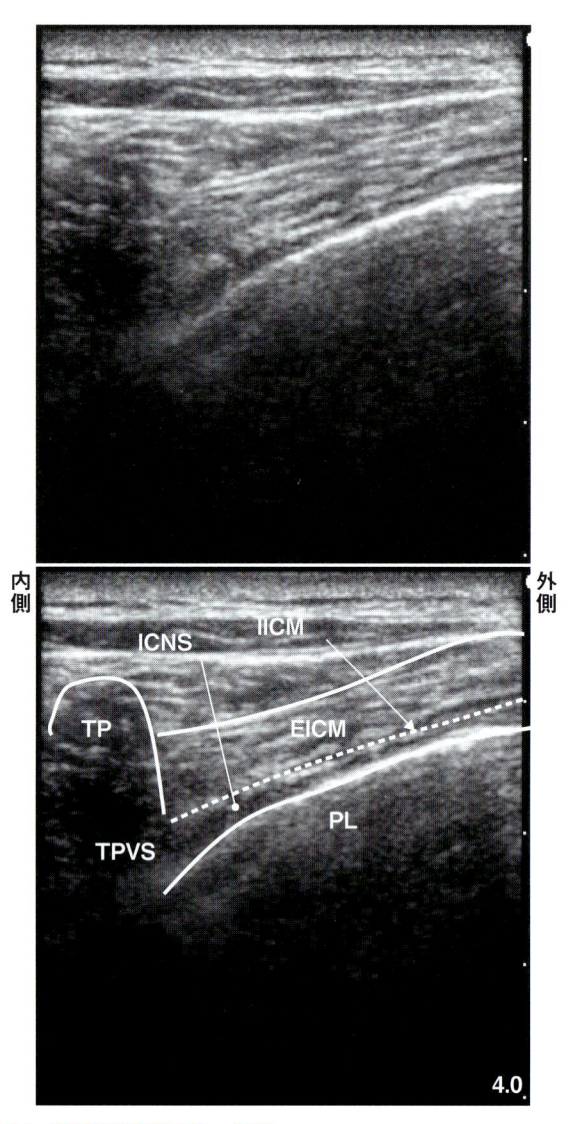

図3 穿刺前超音波画像・解剖

TP：横突起，EICM：外肋間筋，IICM：内肋間膜，ICNS：肋間神経血管腔，TPVS：胸部傍脊椎腔，PL：胸膜

ブロック針サイズ

20 G，80 mm の Tuohy 針

局所麻酔薬投与量

0.15-0.5%ロピバカイン 15-20 ml

実際の手技とプロトコール[2]

① 鎖骨中線上の矢状断で肋骨を描出し，第1肋骨もしくは第12肋骨から数えて穿刺レベルを同定する。
② リニアプローブを肋骨と平行になるように横突起間に当てて，傍脊椎腔から肋間神経血管隙に移行する部分の水平断面像を描出する。
③ 1 inch，25 G の鋭針を使って，刺入経路にそって1%リドカイン 5 ml で浸潤麻酔を行う。この時に刺入点が正しいかを確認しておく。
④ プローブの外側から平行法で Tuohy 針を刺入する。ベーベルはプローブの皮膚接触面に向けておくと，針先が描出されやすくなる。
⑤ Tuohy 針の針先が横突起のすぐ外側で内肋間膜を貫いたら，針の刺入を止める（図4）。
⑥ 血液の逆流がないことを確認して，介助者に 0.2%ロピバカイン 15-20 ml をゆっくり分割注入してもらう。胸膜が局所麻酔薬によって腹側に押し下げられるのが観察される（図5）。

● 手技のコツ

1) 意識のある患者では，皮下から外肋間筋までの針の刺入経路に浸潤麻酔をしておく。
2) 内肋間膜と胸膜が同時に描出される領域が狭いので，針を描出するためにプローブを動かすことができない。内肋間膜と胸膜が描出された画像上で針を穿刺して，針が描出されないときには刺入点を変える。

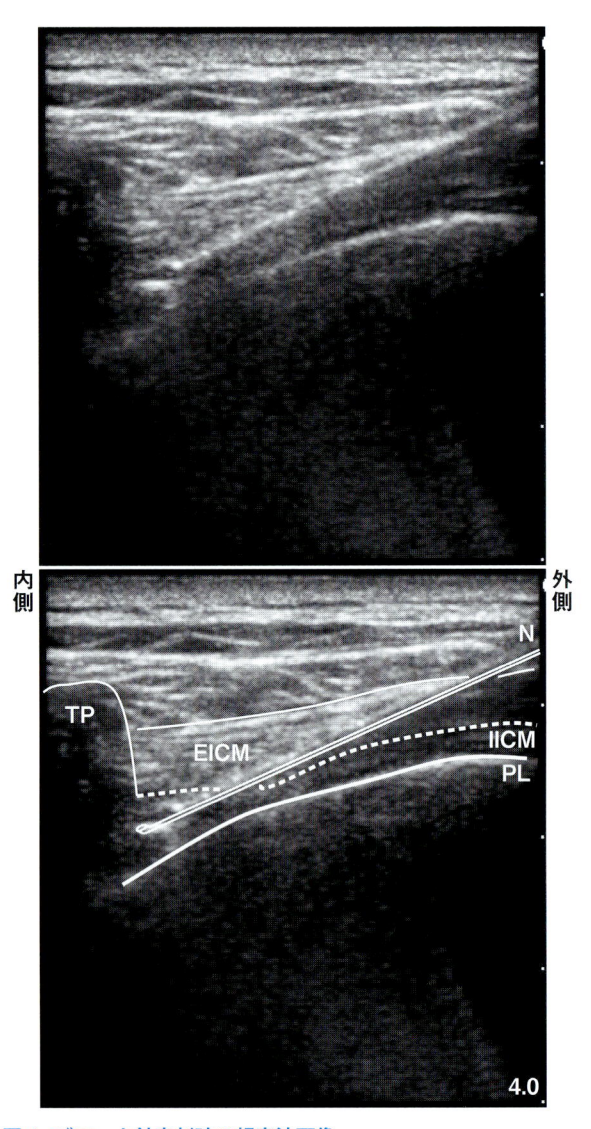

図 4 ブロック針穿刺時の超音波画像

TP：横突起，EICM：外肋間筋，IICM：内肋間膜，PL：胸膜
N：Tuohy 針

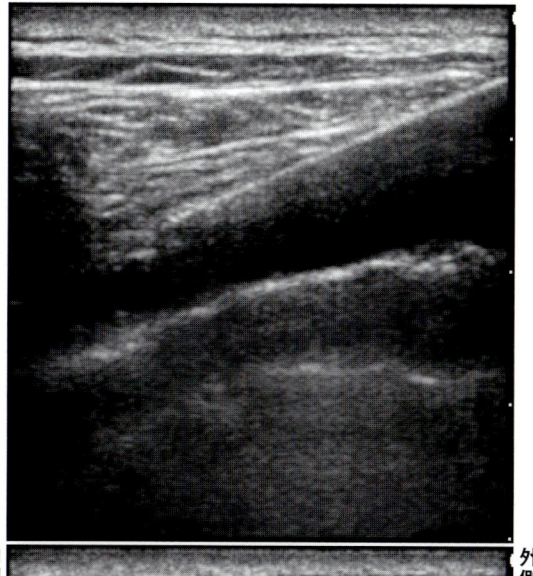

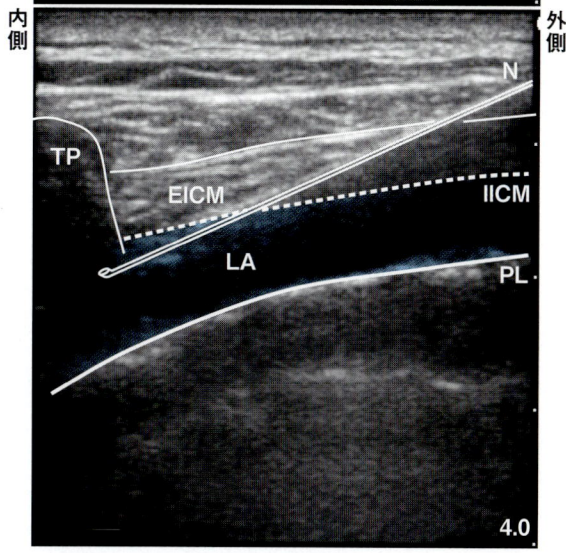

図5 局所麻酔薬注入後の超音波画像

TP：横突起，EICM：外肋間筋，IICM：内肋間膜，PL：胸膜
N：Tuohy針，LA：局所麻酔薬の広がり

合併症

胸膜穿刺,偶発的硬膜外ブロック,肋間動静脈穿刺

(柴田　康之)

2 硬膜外ブロック（胸部 Th1-6）

解　剖
① 胸椎は椎体背側の正中から尾側に向かって棘突起が飛び出し，その左右になだらかな椎弓が関節突起へと続く（図1）。
② 関節突起は上の椎体と関節する上関節突起，下の椎体と関節する下関節突起となっている。左右に延びる横突起および椎弓と椎体の交点の2か所で肋骨と胸椎は関節を形成している。
③ 脊椎に囲まれた脊柱管内で，脊髄は3枚の膜と髄液によって保護されている。外側から硬膜および硬膜と一体化したくも膜が，髄液に保護された脊髄を取り囲んでいる。軟膜は脊髄表面に密着している。

適　応
上胸部や肺の手術および疼痛。上肢の痛みや交感神経亢進症状。

体　位
側臥位または腹臥位で前屈して，椎弓間隙をなるべく開いた状態とする。

超音波プローブの位置と向き
- 正中部から棘突起がないところまで左右いずれかにずらした部位で長軸像を描出する（図2）。
- 硬膜外腔の短軸（水平断）像は第1-3胸椎間では観察も可能であるが（図3），棘突起が尾側に長くなる第3胸椎以下では傍正中からわずかに観察できる。

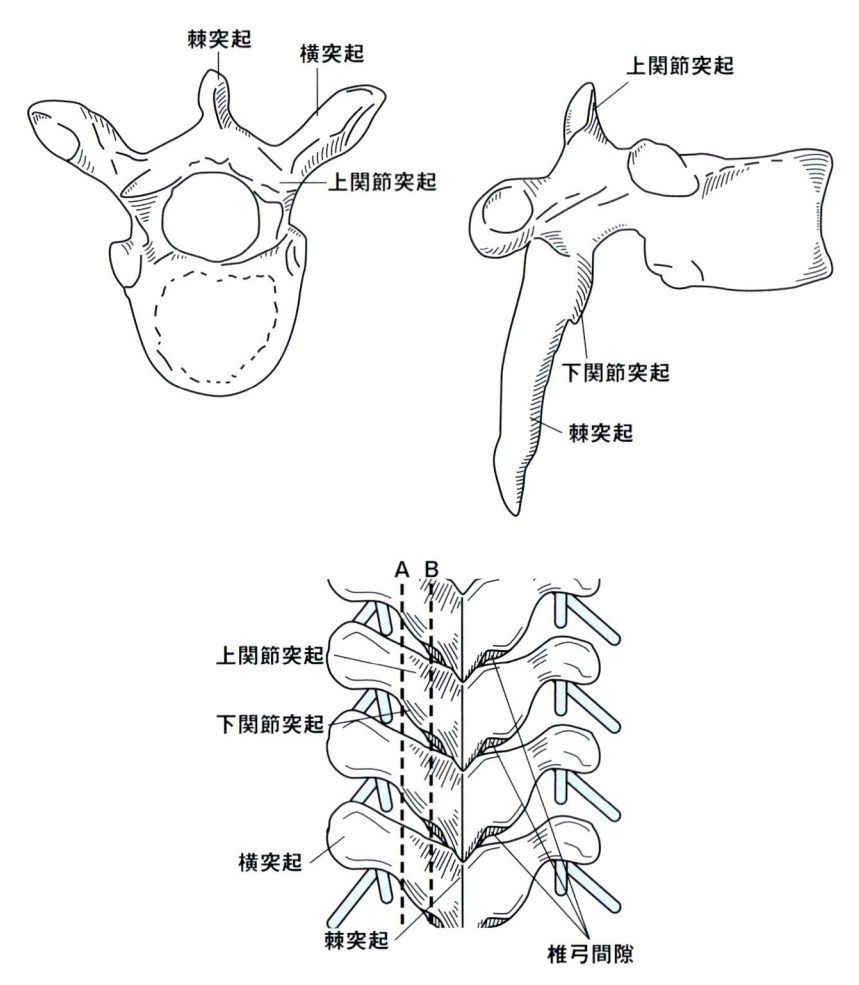

図 1　胸椎の解剖

破線 A：椎弓の連続，破線 B：硬膜外穿刺を行う椎弓間隙

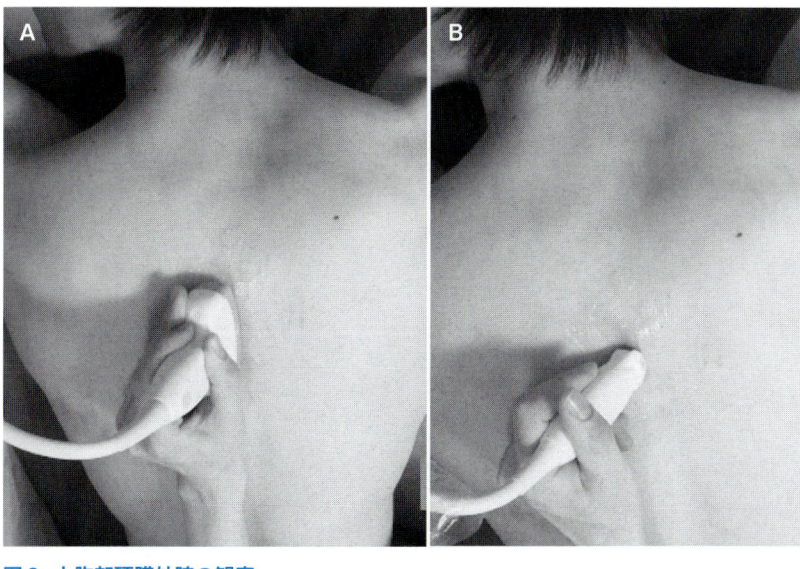

図2 上胸部硬膜外腔の観察
　　（A）コンベクスプローブ，（B）マイクロコンベクスプローブ

正中から棘突起のない部位までずらした傍正中で観察する．

超音波プローブ周波数

　5 MHz 前後のコンベクスプローブまたはマイクロコンベクスプローブ

ブロック針穿刺法

　超音波装置の現段階での能力では交差法，平行法いずれも超音波ガイド下穿刺は容易ではなく，穿刺前の目安として硬膜外腔を観察する．

穿刺前超音波画像評価

　傍正中法からの硬膜外穿刺の方向,深さの確認を行うことが可能である．

左側　　　　　　　　　　　　　　　　　　右側

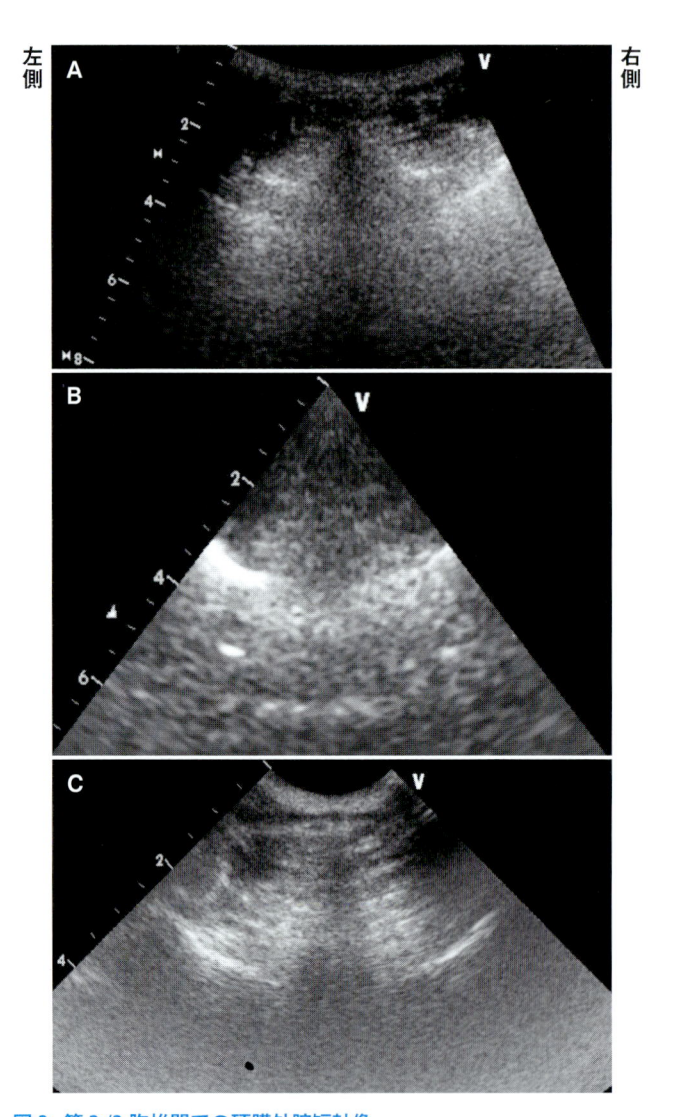

図3　第2/3胸椎関での硬膜外腔短軸像
　　（A）コンベックスプローブ
　　（B）セクタプローブ
　　（C）マイクロコンベックスプローブ

ブロック針サイズ

17-22 G，80-100 mm の Touhy 針または神経ブロック針

局所麻酔薬投与量

生理食塩水，局所麻酔薬，ステロイドまたは X 線造影剤を 1-10 ml 程度使用する。

実際の手技とプロトコール

①胸椎の高位確認をより正確に行うためには仙骨から頭側に数えていく。
②目的とする胸椎間で正中部から棘突起をずらした位置で，長軸（矢状断）となるように超音波プローブを当てる（図2）。
③超音波プローブを頭側に向け，胸椎の内部，すなわち硬膜，くも膜下腔，椎体または椎間板まで超音波ビームが到達する位置と角度を探す（図4）。短軸（水平断）像での観察は椎弓に阻まれて観察が困難である（図3）。
④硬膜外腔を確認できない場合は，外側の関節突起が連続する部位を描出し（図5），そこからプローブを内側に向けて椎弓間隙を探す。
⑤現段階ではリアルタイムでの超音波ガイド下穿刺は容易ではなく，針が骨に当たったときに修正していく技術は，通常の触診だけで穿刺する技術とあまり変わらないと思われる。
⑥穿刺後に観察することで，硬膜外カテーテルの留置や薬液投与により硬膜が動くようすを観察できる場合もある。

● **手技のコツ**
1) 硬膜が大きくはっきりと観察できるわけではないため，脊椎のどの部分を観察しているかを把握していることが重要である。
2) 椎弓の連続する超音波画像はメルクマールの一つである。

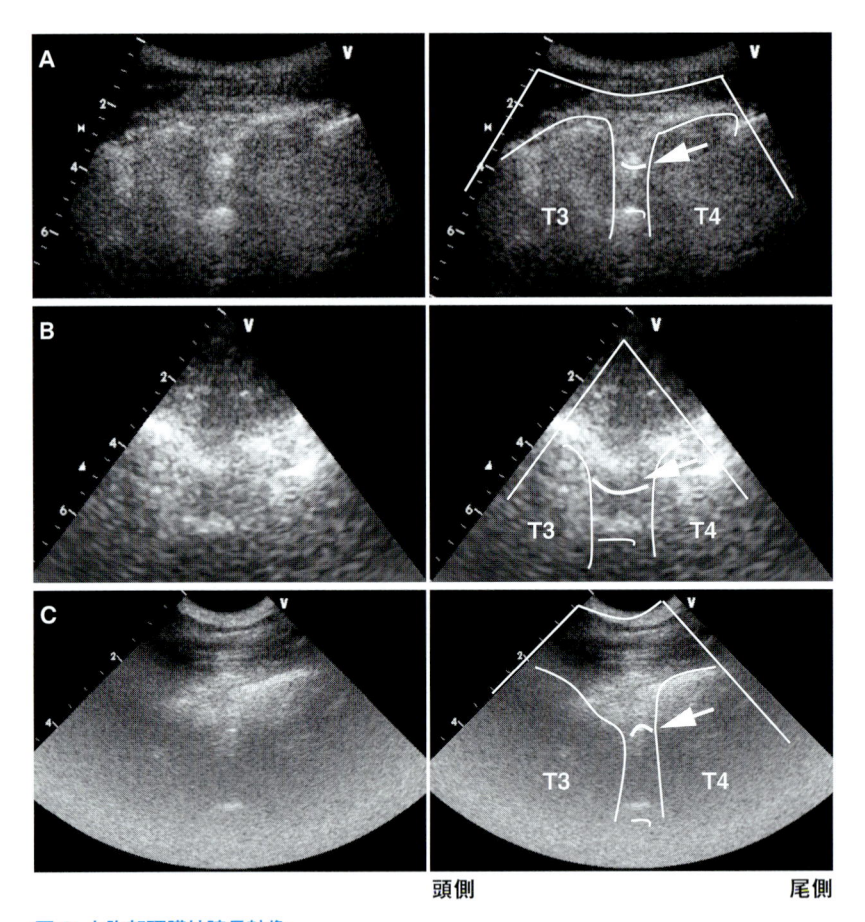

図4 上胸部硬膜外腔長軸像
　　（A）コンベクスプローブ
　　（B）セクタプローブ
　　（C）マイクロコンベクスプローブ

T3：第3胸椎，T4：第4胸椎，⇨：硬膜

図 5 胸椎弓の長軸像

傍正中の椎弓が連続する長軸 (A) では、骨の連続で硬膜外腔 (⇐) を観察できないが、そこで正中に向けると (B) かろうじて硬膜を観察可能となる.

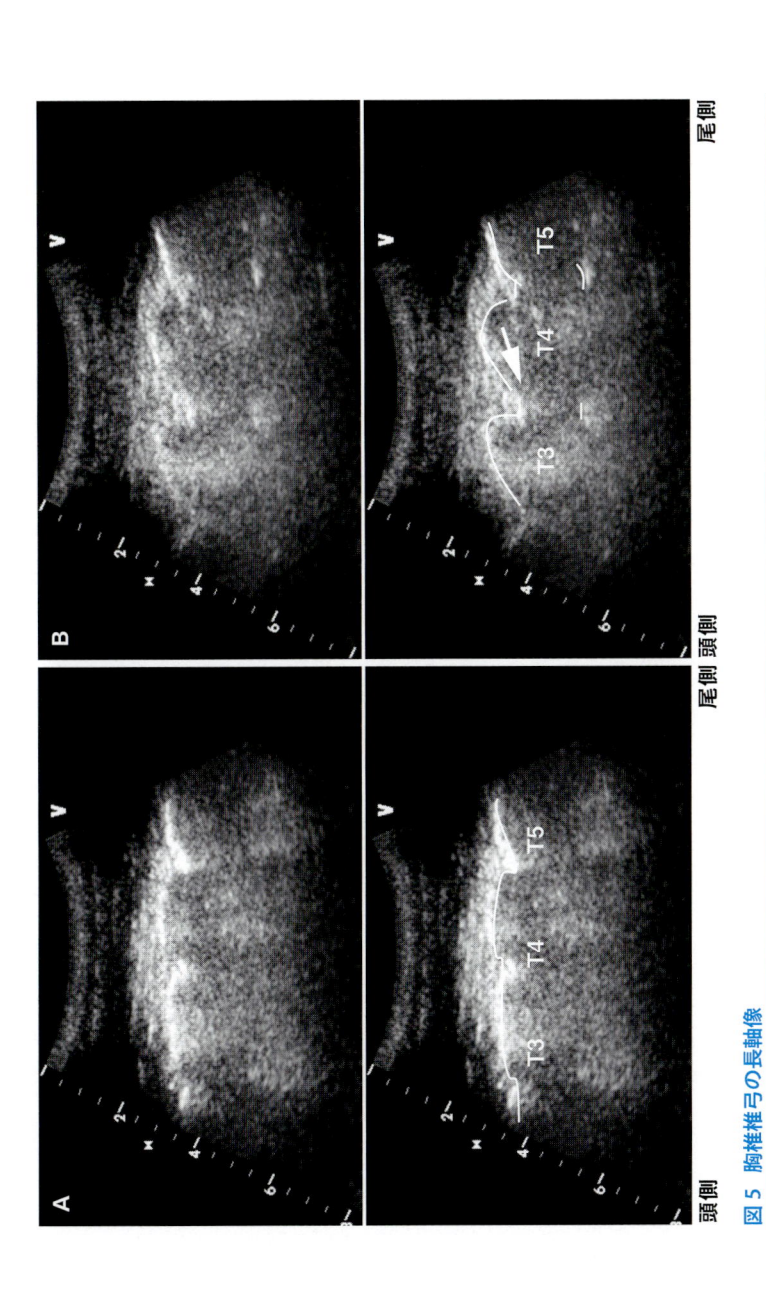

合併症

胸部から下肢への神経症状，血腫，感染，胸膜穿刺，気胸

（山内　正憲）

3 硬膜外ブロック（胸部 Th6-12）

解 剖
- 胸椎では長く伸び重なった棘突起のため，後方の椎弓間は非常に狭い。棘突起根部の椎弓間に傍正中から到達する硬膜外穿刺法が好まれる。
- 中位胸椎では正中からは超音波画像上，硬膜を観察することができない。傍正中から硬膜を観察することも，下位胸椎では可能であるが，中位胸椎では困難な場合が多い。肋骨，横突起，椎間関節，椎弓などの骨を超音波で確認し，硬膜外穿刺のガイドとする[1]。

適 応
- 腹部手術の術中，術後鎮痛
- 腹部帯状疱疹などの疼痛コントロール

体 位
側臥位

超音波プローブの位置と向き
傍正中にて矢状断像を描出する。

超音波プローブ周波数
脊椎の観察には 2-5 MHz のコンベックスプローブを用いるほうが，複数の椎弓を観察することができ，全体像がつかみやすい。硬膜外穿刺に用いるには 6-13 MHz のリニアプローブを用いるほうが針の描出がよく便利である。

ブロック針穿刺法
交差法：胸部硬膜外穿刺の一つの方法である傍正中法[2]を応用した穿刺法である。

穿刺前超音波画像評価
若年者では椎弓間に背側，腹側硬膜を観察できる場合もある（図1）。

ブロック針サイズ
17-22 G，80-100 mm の硬膜外針（Touhy 針）または神経ブロック針

局所麻酔薬投与量
局所麻酔薬，ステロイドなどを 1-10 ml 程度使用する。

実際の手技とプロトコール
①正中より 2-3 cm 外側で皮膚に垂直にプローブを置くと肋骨と胸膜を観察できる。プローブを正中方向に移動し，横突起，さらに内側の椎間関節を確認する。
3 DCT での骨の表面が超音波画像で確認できる（図2, 3, 4）。
プローブを慎重に外側に傾ける（正中方向を観察する）と，椎弓が断続的にみえる（図5, 6, 7）。
下位胸椎では椎弓間に黄色靱帯，硬膜が観察できる。中位胸椎では椎弓の重なりによりそれらの観察は困難な場合が多い。
②上下の椎弓の段差を目印とし，ブロック針が椎弓に当たるまで観察する（図8）。
針を正中または頭側に向け，骨性抵抗がなくなる所を探し，抵抗消失法で硬膜外腔を確認する。

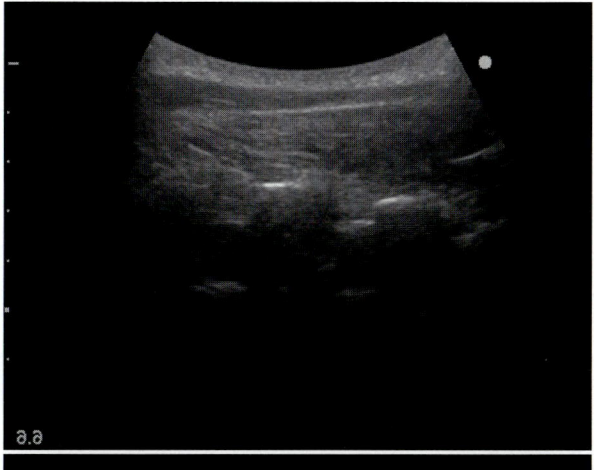

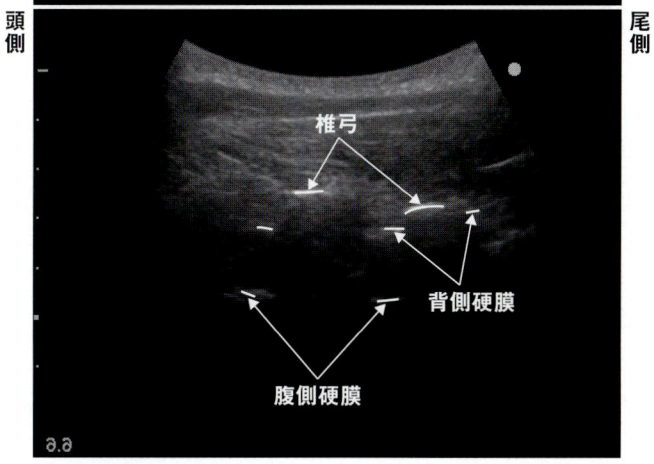

図1 穿刺前超音波画像・解剖
Th8-9付近の穿刺前画像．コンベクスプローブによる観察．

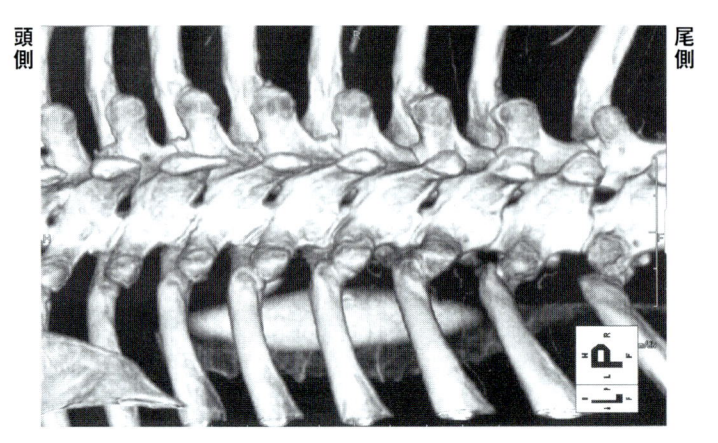

図2 胸椎 Th5-12 の 3 DCT 画像
左側傍正中から椎弓間隙を見た 3 DCT.

● 手技のコツ
1) 抵抗消失法で硬膜外腔を確認するためにはプローブを保持するために介助者が必要である。
2) 超音波画像では，ブロック針が椎弓に接するところまで確認可能であるが，その後の針の動きは盲目的とならざるをえない。したがって今回紹介した方法は，厳密な意味での超音波ガイド下硬膜外穿刺ではない。

合併症
胸部から下肢への神経症状，硬膜外血腫，硬膜外膿瘍

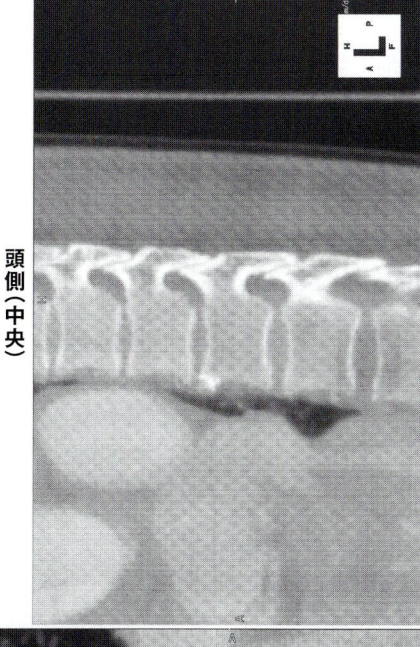

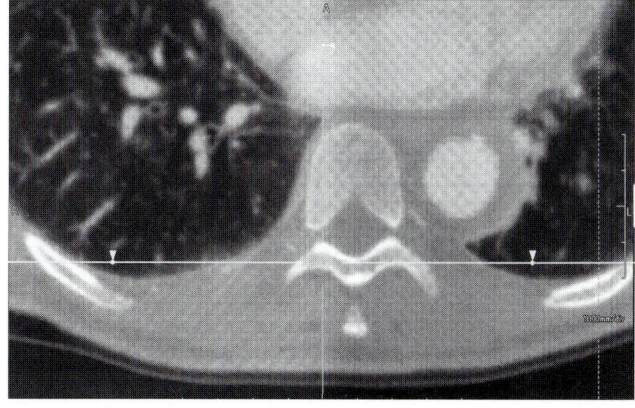

図3 Th8付近のCT画像

上図は図1の超音波画像と同じ断面を示す．下図に示すように正中よりやや外側の椎間関節を結ぶ画像となっている．

頭側　　　　　　　　　　　　　　　尾側

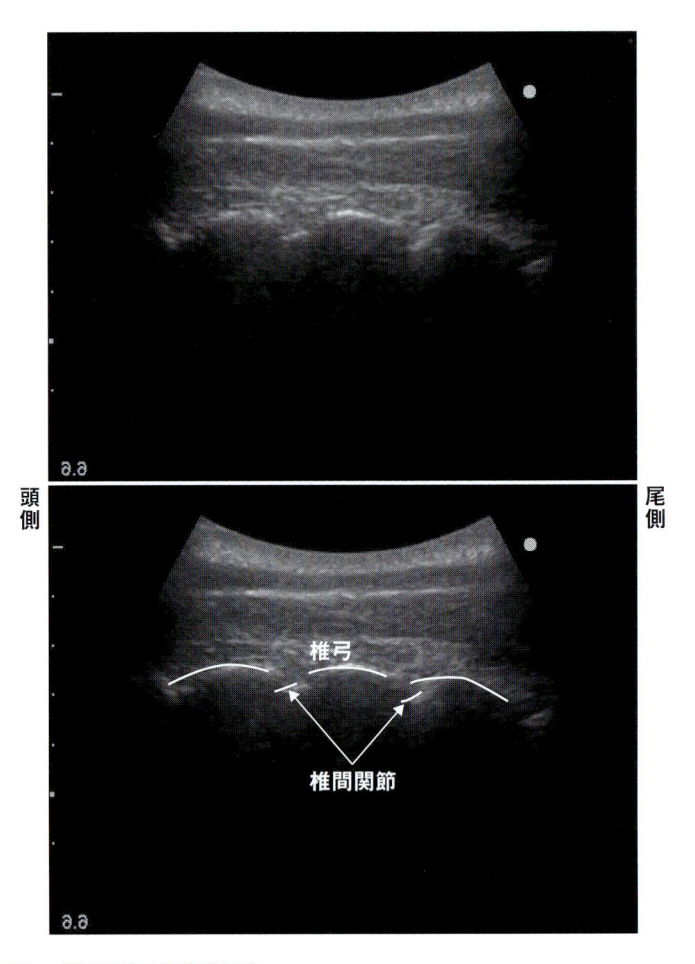

図4　椎間関節の超音波画像
図3の上図の骨表面をたどるラインが超音波で確認できる．

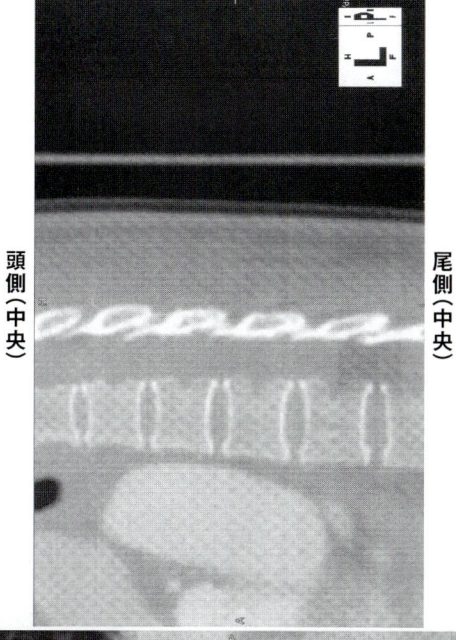

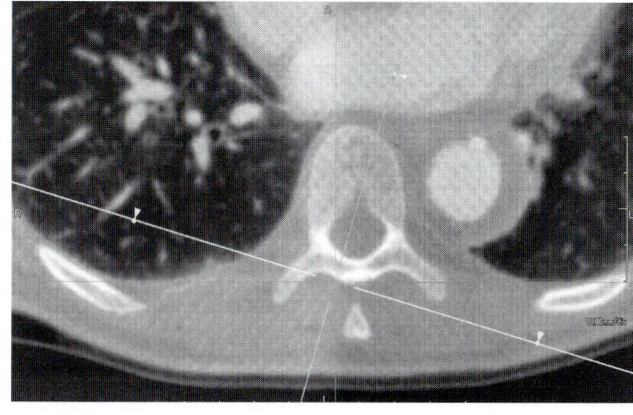

図 5　椎弓間隙の CT

図 3 からプローブを内側に傾けたときの CT 画像．プローブが脊柱管に向かっているのが分かる．

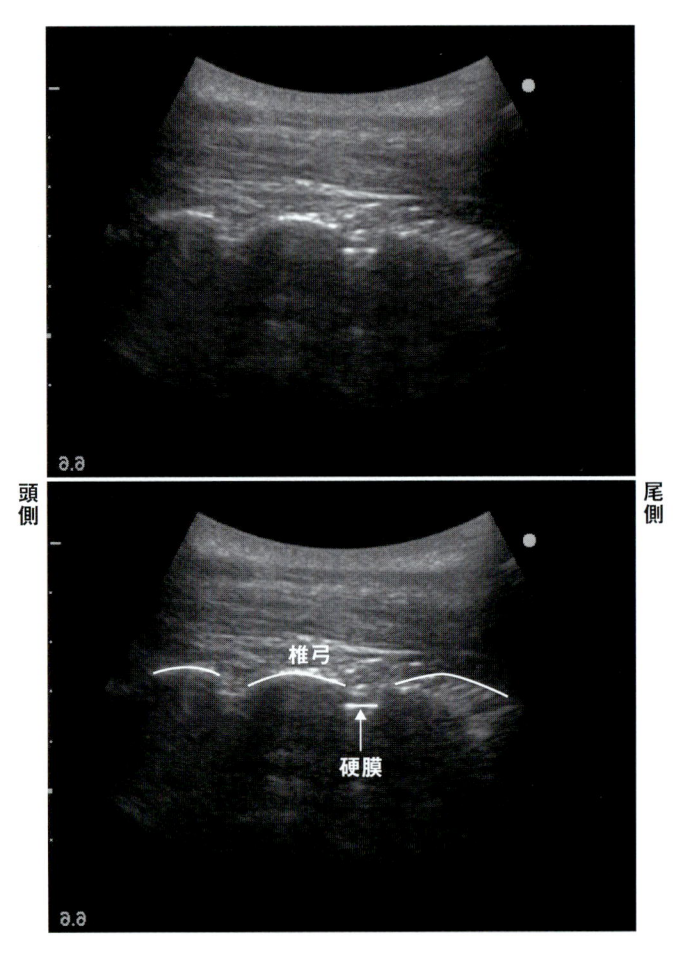

図 6 硬膜の超音波画像
椎弓間隙に背側硬膜を観察できる．

頭側　皮膚　尾側

Th9 椎弓
Th8 椎弓
背側硬膜

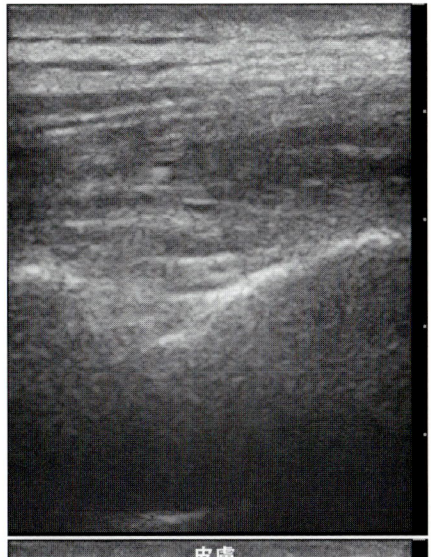

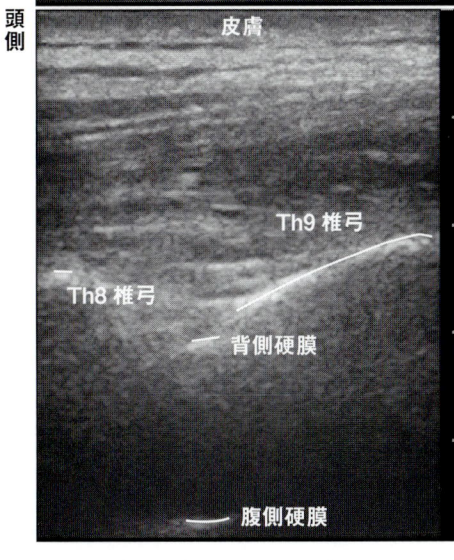

腹側硬膜

4.9

図7　リニアプローブによる硬膜の観察

図6と同様の部位をリニアプローブで観察した．椎弓の間に硬膜を確認できる．

脊椎と傍脊椎領域の超音波解剖

頸椎と傍頸椎領域

胸椎と傍胸椎領域

腰椎と傍腰椎領域

仙骨と傍仙骨領域

小児

105

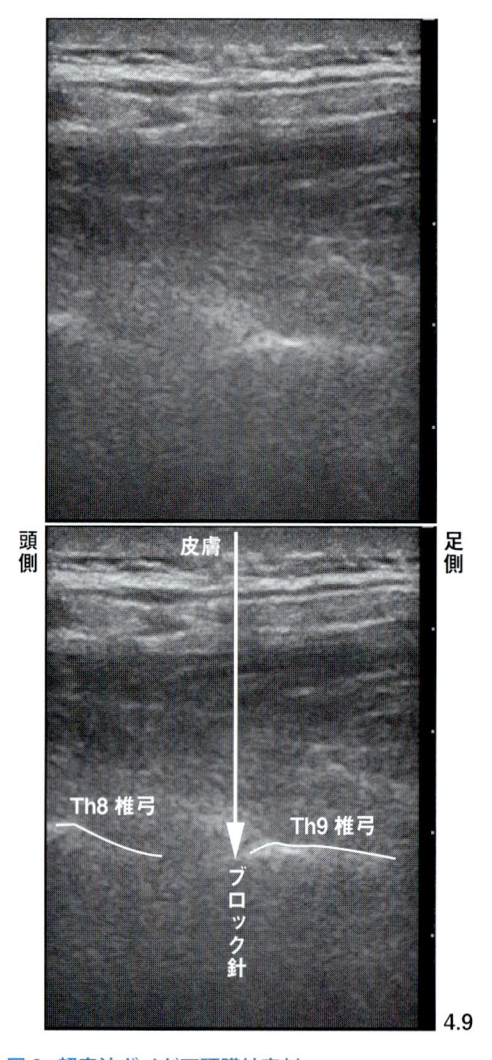

図8 超音波ガイド下硬膜外穿刺
椎弓の段差を目標として交差法で硬膜外針を刺入する．

（橋本　篤）

3 腰椎と傍腰椎領域

1 硬膜外ブロック・脊髄くも膜下ブロック

はじめに

　腰部硬膜外ブロックと脊髄くも膜下ブロックは脊柱管ブロックという区域麻酔の中で，最も頻用される神経ブロックである．一般的には，どちらも正中から腰椎椎間より刺入する正中アプローチで施行される．しかしながら穿刺困難の場合は，胸部硬膜外ブロックの場合と同様にやや側方から刺入する傍正中アプローチが用いられることもある．刺入や硬膜外腔の確認が困難な症例が多い小児，高齢者，肥満患者が対象の場合，超音波ガイドが有用となることが期待される．特に欧米における肥満妊婦に対する応用が数多く試みられている．わが国でも肥満患者の増加に伴い，重要性が高まっている．

解　剖

● 硬膜外腔は，脊柱管内面の全周に広がる脂肪と血管に富んだ疎な組織である．背側の硬膜外腔の外側は黄色靱帯と椎弓の骨膜で，両側方は椎間孔，内側は硬膜と接している．硬膜外腔は正中部で最も幅広くなるほぼ三角形の形状をしている．刺入部の解剖では，棘突起間で皮膚，皮下組織の内部には，棘上靱帯，棘間靱帯，黄色靱帯が存在する．その前方に硬膜外腔がある．このため，短軸像では正中部で，黄色靱帯と背側硬膜が作る高輝度の陰影間の間隙として認められる．その前方に低輝度の脳

脊髄液を含んだくも膜下腔の存在が認められる。
- 腰椎では脊柱管の構造物のうち，比較的一つ一つの骨がほかの部位よりも大きく，また棘突起が水平に伸びているために，超音波による脊柱管内が描出しやすい。短軸像では，脊柱起立筋，椎間関節を確認でき正中部に棘突起が容易に確認できる。硬膜外腔やくも膜下腔は棘間部で，棘上，棘間，黄色靱帯を通じて確認が可能な場合が多い。

適　応

棘突起が触れない患者（肥満患者，妊産婦[1]），脊椎の変形のある患者など硬膜外，脊髄くも膜下穿刺が困難と予想される患者が超音波ガイド併用の硬膜外，脊髄くも膜下穿刺の適応となる。

体　位

- 側臥位：通常の穿刺体位とする。
- 坐位：妊婦や肥満患者の場合に好まれる。
- 側臥位，坐位，どちらの体位でも通常の脊髄くも膜下麻酔や硬膜外麻酔時の体位と同様に，患者に膝を抱え込むような姿勢をとってもらい，十分に脊柱を後屈させる。穿刺時には，広い範囲を消毒し，できれば透明なドレープを使用する。背部を広く見えるようにすると，穿刺中の針と脊柱との角度が分かりやすい。

超音波プローブの位置と向き

棘間での短軸像が有用である。解剖学的構造が描出できる。また長軸像の場合，傍正中からの描出が脊柱管内の観察がしやすい。

超音波プローブ周波数

大人の場合，40 または 60 mm の 2–5 MHz コンベクスプローブを使用する。痩せた患者ではリニア型でも可能である。

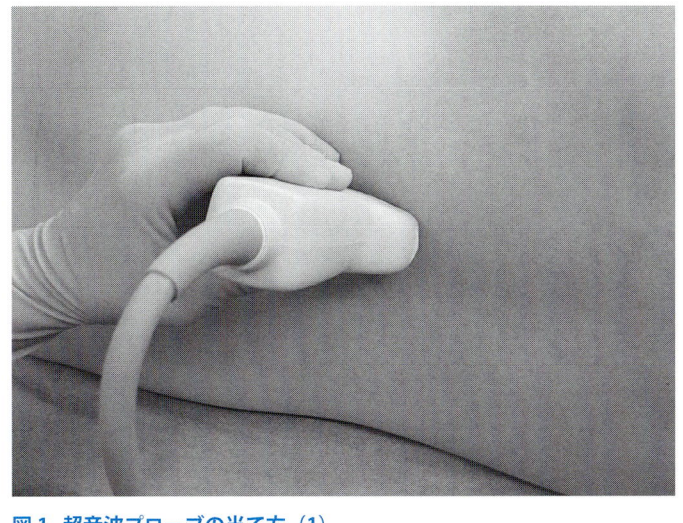

図1 超音波プローブの当て方（1）
長軸像での穿刺レベルの確認.

ブロック針穿刺法

プレスキャンのみで行う場合は，通常の硬膜外または腰椎穿刺とする．

穿刺前超音波画像評価

①体表のランドマークとして，左右の腸骨稜を結ぶヤコビー線（Tuffier線）が重要である．その線上には，おおよそ第4または5腰椎の棘突起が存在する．その部位を中心としてプローブを棘突起直上に脊柱にそって置く．この時，プローブは背中とできるだけ垂直となるように保持する（図1）．その結果，超音波画像上で脊柱長軸像を観察することができる．最初に，上に凸の高エコー性（hyperechoic）陰影とその直下に認められる幅の広い低エコー性（hypoechoic）の陰影を見つける（図2）．これは棘突起を表わしており，低エコー性陰影は骨組織による音響陰影である．その後，プローブを脊柱にそってゆっくりと頭側あるいは尾側に

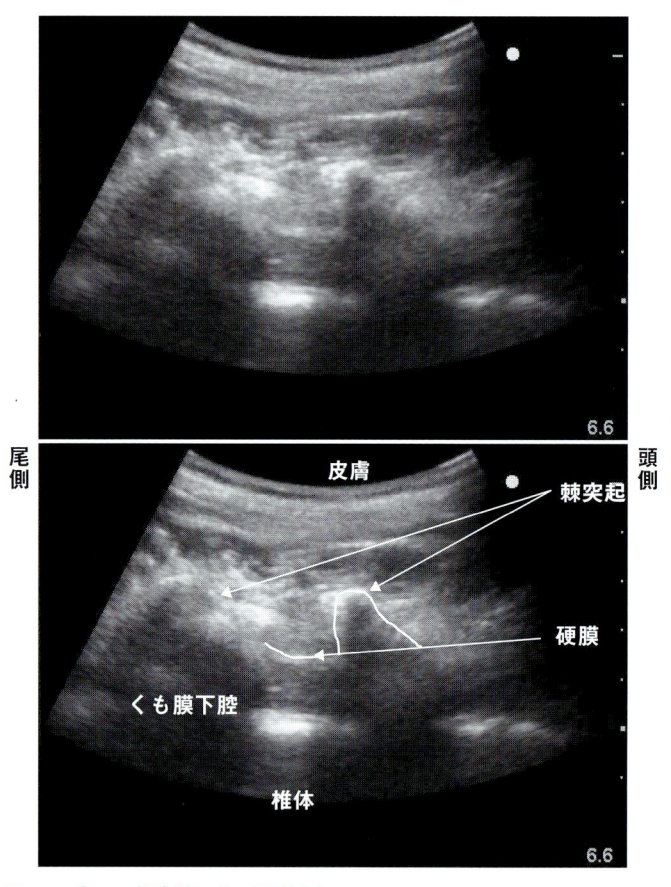

図2 正中での超音波画像（長軸像）

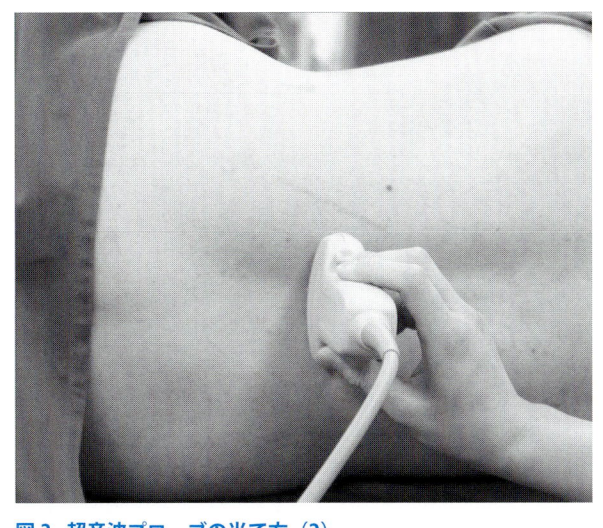

図3 超音波プローブの当て方（2）
短軸像での穿刺方向，深さの確認．

滑らせて，仙骨の確認によって，穿刺予定の椎間（棘間）を同定する。
②目標とする穿刺予定の棘間でプローブを90°回転させて，短軸像を描出する（図3）。棘間をうまく超音波が貫通すると，背側から棘上靱帯，棘間靱帯，黄色靱帯，背側硬膜などが確認できる像が得られる（図4）。黄色靱帯と硬膜は，はっきりとした一つずつの高輝度の線状構造物として認められる場合が多いが，両者で一つの線となることもある。脊柱短軸像の超音波画像上で，黄色靱帯と硬膜が確認できるときのプローブの傾き，皮膚からこれらの構造物までの距離を測定する[2]。この時，金属製の鉗子や太い針を予定刺入点上に置き，上から探触子を当てると，鉗子に伴う音響陰影が得られるので，針の刺入点と刺入角度の確認に便利である。

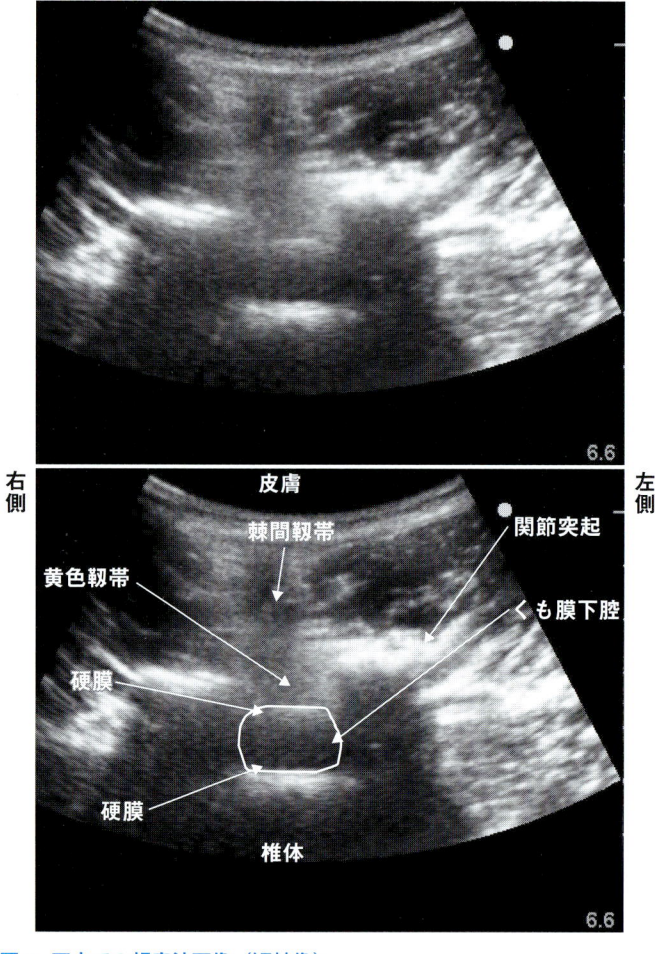

図4 正中での超音波画像（短軸像）

ブロック針サイズ

通常の硬膜外穿刺と脊髄くも膜下穿刺と同様の針を用いる。硬膜外麻酔には 18 G 80 mm の Touhy 針，脊髄くも膜下麻酔には 23 ないしは 25 G の 70-90 mm 脊麻針を使用する。

局所麻酔薬投与量

通常の硬膜外麻酔，脊髄くも膜下麻酔と同様とする。

実際の手技とプロトコール

①穿刺前に描出した超音波画像より得られた，穿刺点，穿刺方向，硬膜または黄色靱帯までの距離を参考にして，硬膜外穿刺，くも膜下穿刺は通常の手技で行う。

②超音波画像で確認した穿刺部位より，局所浸潤麻酔を行い，その方向へ穿刺針を刺入する。実際の針の深さは超音波で予測した深さよりも深い場合が多い。硬膜外腔の確認には抵抗消失法を用いる。

合併症

- 穿刺前の超音波画像の確認ができれば，硬膜外麻酔時の硬膜穿刺や神経損傷の合併の危険性は低くなることが期待されるが，十分なデータはない。
- 血管穿刺，出血，感染，局所麻酔中毒などの危険性は従来の方法と同様と考えられる。

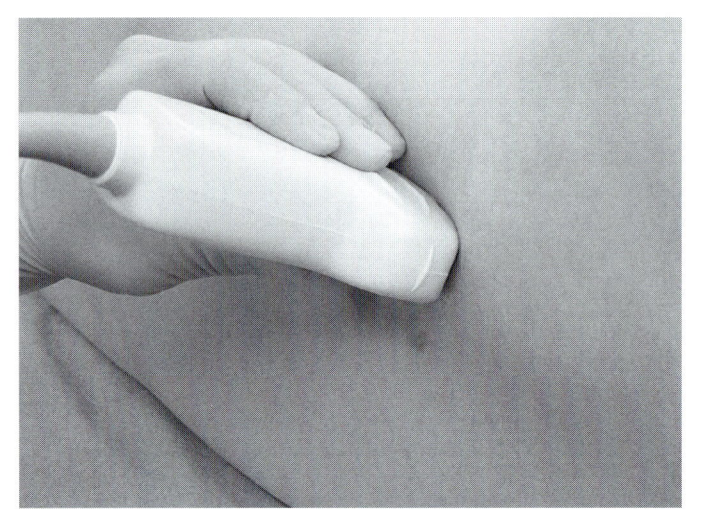

図 5　超音波プローブの当て方（3）
傍正中からの長軸像を描出する．

●手技のコツ

1) 正中法でうまく描出できない場合は，傍正中からの超音波画像の描出が容易な場合がある[3,4]．この場合は，プローブを棘突起からずらして，傍正中部に長軸方向に当て（図 5, 6），斜めから脊柱長軸像を描く．この傍正中アプローチが最も硬膜外腔の描出に優れていると報告されている．穿刺部位の決定や深さの推定に役立てることができる．傍正中からの画像で得られた硬膜外腔までの距離と実際には正中法で行った硬膜外腔への距離もよく相関するという．

2) 他の超音波ガイド下神経ブロックと異なり，プレスキャンで行うことが本ブロックの特徴である．最近リアルタイムの超音波ガイド下硬膜外穿刺の報告もみられるが，現状では研究段階である[5]．硬膜外への薬液注入前後で，硬膜が押された所見が得られることがある．

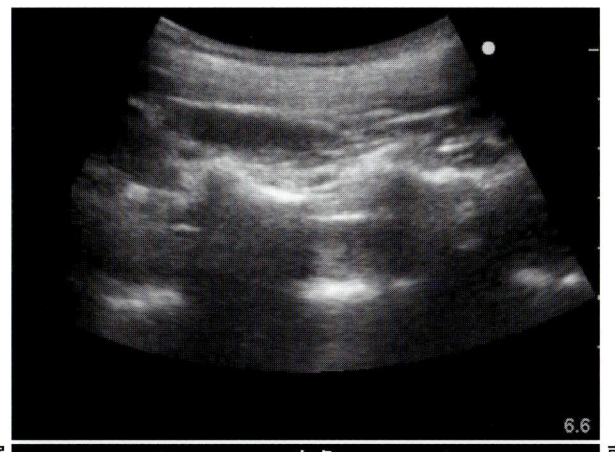

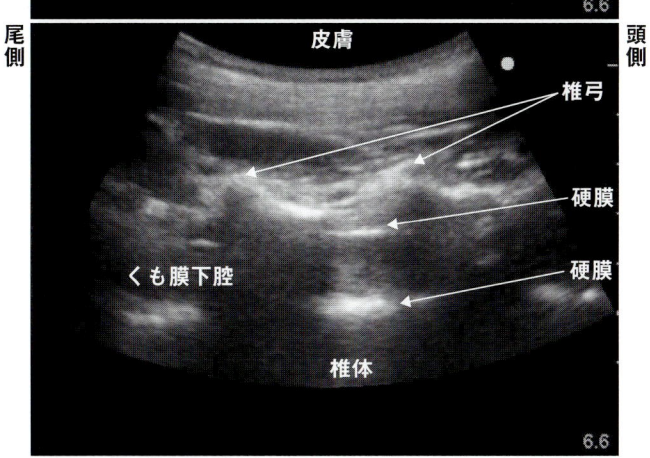

図6 傍正中からの超音波画像（長軸像）
硬膜外腔，くも膜下腔の確認．

（土井　克史，佐倉　伸一，原　かおる）

2 大腰筋筋溝ブロック

はじめに
　下肢手術に用いられる末梢神経ブロックの中で，大腰筋筋溝ブロック（psoas compartment block）[1,2]は腰神経叢の主要な神経である，大腿神経，外側大腿皮神経，閉鎖神経を同時にブロック可能である。

解　剖
- 腰神経叢は第1腰神経から第4腰神経の前枝からなり，それぞれの神経は大腰筋の深部（背側1/3）を走行する。
- 腰神経叢の終末枝としては，腸骨鼠径神経（L1），腸骨下腹神経（L1），陰部大腿神経，大腿神経（L2, 3, 4），閉鎖神経（L2, 3, 4），外側大腿皮神経（L2, 3）がある。

適　応
- 股関節，大腿骨，膝関節の手術麻酔あるいは術後鎮痛として用いられる（必要に応じて各種坐骨神経ブロックを併用）。
- ペインクリニック領域：腰下肢痛の治療として用いられる。

体　位（図1 A）
腹臥位または患側を上とした側臥位

超音波プローブの位置と向き
- 第3または4腰椎棘突起レベルで，体軸に対して垂直にプローブを当てる（短軸走査）（図1 B）。
- ブロック側で，棘突起外側にプローブを当て，外側へと走査を行う。

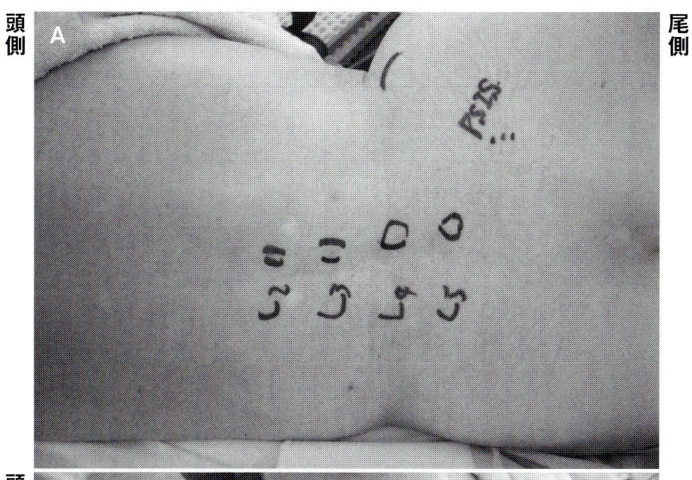

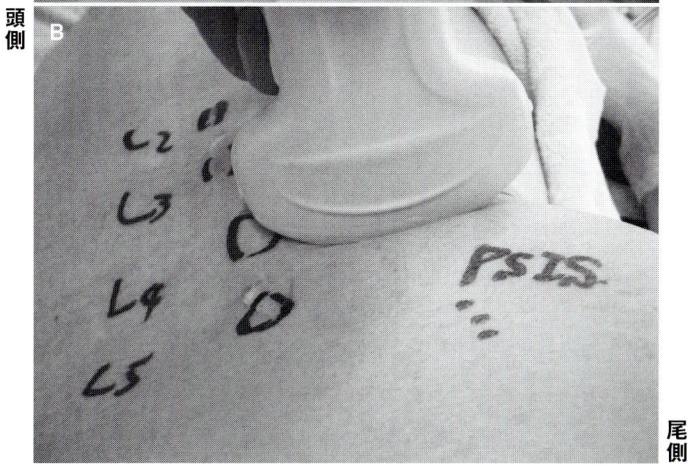

図1 超音波プローブの当て方・体表ランドマーク・体位
 (A) 体位と体表ランドマーク
 (B) 超音波プローブの当て方

L2-5：第2-5腰椎棘突起，PSIS：後上腸骨棘

- 交差法で穿刺を行う際には，短軸走査で横突起を中心に描出し，プローブを 90°回転させ長軸走査を行う。

超音波プローブ周波数
2-5 MHz　コンベクスプローブ

ブロック針穿刺法
平行法：内側穿刺法（図 2 A）または外側穿刺法（図 2 B）
交差法：長軸走査時

穿刺前超音波画像評価（図 3）
①腰椎椎弓から椎間関節，関節突起，脊柱起立筋，腰方形筋，大腰筋の確認を行う。
②後腹膜腔の確認も重要である。

ブロック針サイズ
21-23 G，100-120 mm の神経刺激用ブロック針（神経刺激可能なものが望ましい）

局所麻酔薬投与量
麻酔領域：0.3-0.5％ロピバカイン 25-30 ml
　ペインクリニック領域：0.5％キシロカインまたは 0.1％ロピバカイン（ブピバカイン）10-15 ml（必要に応じて＋ステロイド）

実際の手技とプロトコール
①患者を腹臥位もしくは患側を上にした側臥位（Sim's position）とする。
②棘突起やや外側で棘突起に平行にプローブを当て，腰椎椎弓から仙骨にかけての走査を行い，第 3 あるいは 4 腰椎のレベル確認を行う（horse

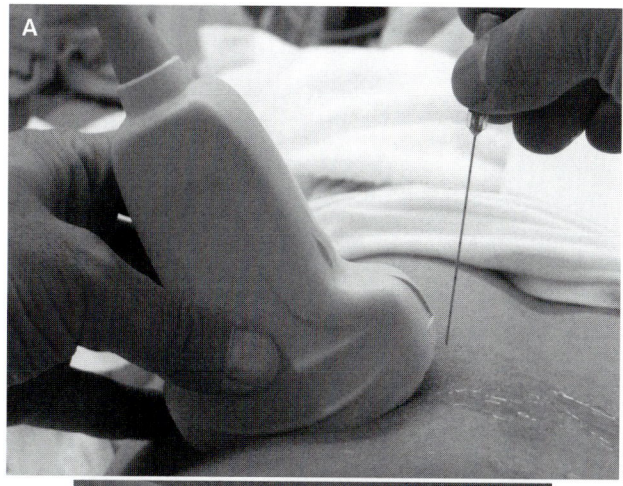

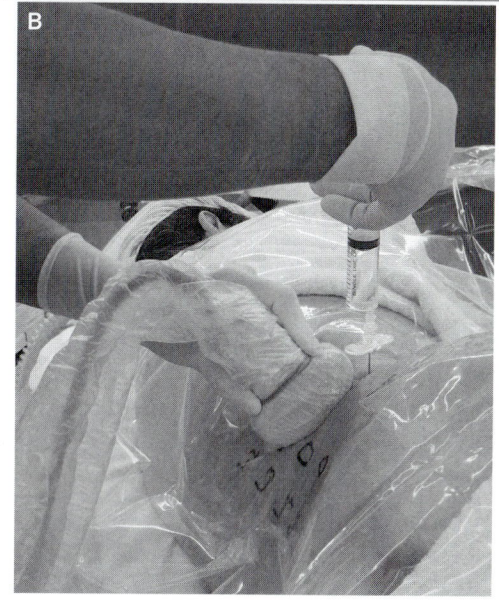

図2 ブロック針の穿刺方向（平行法）
 (A) 内側穿刺法
 (B) 外側穿刺法

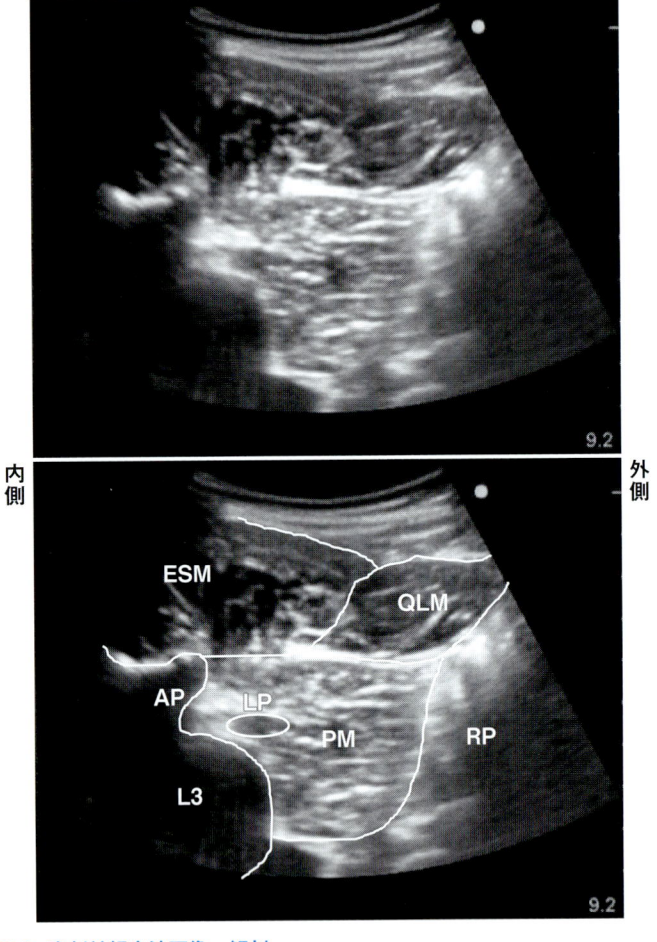

図3 穿刺前超音波画像・解剖

AP：関節突起，ESM：脊柱起立筋，L3：第3腰椎椎体，LP：腰神経叢，PM：大腰筋，QLM：腰方形筋，RP：後腹膜腔

head sign)。
③第 3 あるいは 4 腰椎レベルで，プローブを 90°回転させ，患側の棘突起，椎弓，椎間関節，横突起を同定する。
④棘突起外側に脊柱起立筋を，横突起外側に腰方形筋を確認する。
⑤横突起が音響陰影を伴う三角形の低エコー性の構造として認められるが，プローブをほんの少し尾側または頭側にスライドさせると，横突起基部の外側で腰方形筋内縁と接する，楕円から円形の筋構造が確認できる。これが大腰筋である（図 3）。
⑥腰神経叢は，性別や体格にかかわらず横突起より約 2 cm 腹側に存在する[3]。超音波画像上，大腰筋背側 1/3 付近の横突起基部に近い場所でやや高エコー帯の構造として確認される。
⑦プレスキャンでプローブの位置を決定したのち，患部の消毒，穴あき透明覆布の被覆，プローブカバーの装着を行い，神経刺激（電極の装着など）の準備も行う。
⑧内側穿刺法の場合，プローブをできるだけ外側へとスライドし，大腰筋，腰椎椎体外縁が確認できる画像下で，プローブ内側よりほぼ皮膚に対し垂直にブロック針を穿刺する（図 2 A）。
⑨外側穿刺法の場合，脊柱起立筋外縁付近がプローブの外縁となる位置で大腰筋の描出を行い，プローブ外側からブロック針を穿刺し，脊柱起立筋外側を貫いて，大腰筋筋膜を外側より貫くよう針を進める（図 2 B）。
⑩交差法で穿刺する場合，第 3 腰椎横突起を中心に第 2-3 および第 3-4 腰椎横突起間が描出される画像（trident sign）を描出したうえで，横突起の後方陰影間に描出される，大腰筋に向けてプローブの中央から約 5-10°の角度をつけてほぼ垂直にブロック針を刺入する。
⑪ブロック針が大腰筋筋膜まで到達したら，神経刺激装置から 2 Hz，0.1 ms，1 mA で刺激を開始する（図 4）。
⑫大腿四頭筋の収縮が得られたら，0.5 mA 以下の刺激でも収縮の得られる場所へブロック針先端を調整し，局所麻酔薬の注入を行う。

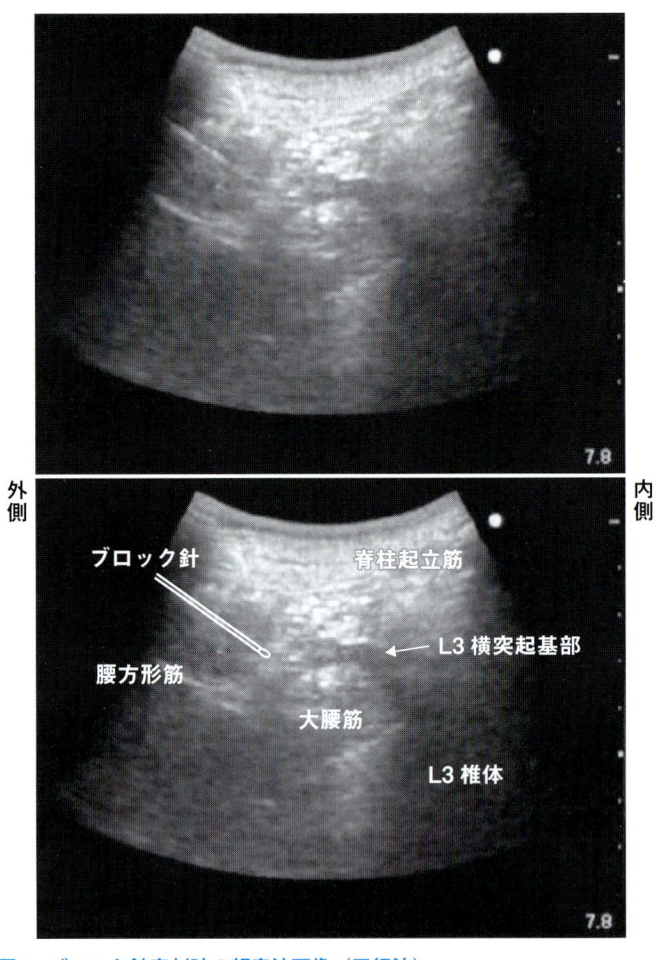

図4 ブロック針穿刺時の超音波画像（平行法）
外側穿刺法の場合

外側　　　　　　　　　　　　　　　　　　　内側

ブロック針　　　　　　　　　　脊柱起立筋

←L3 横突起基部

局所麻酔薬

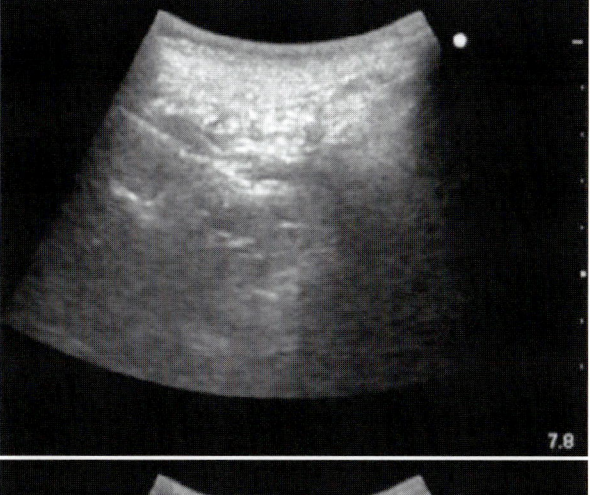

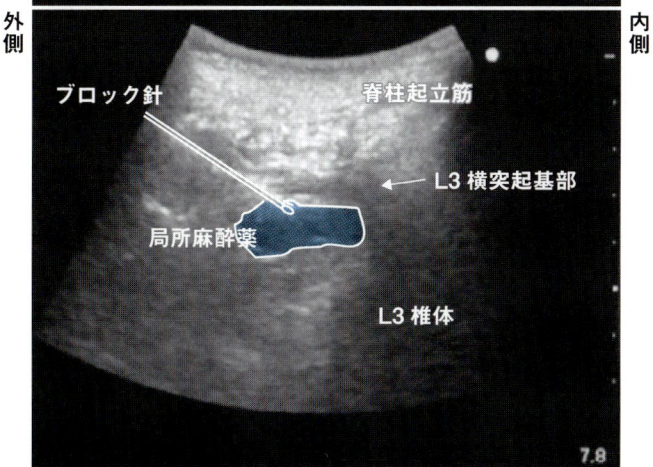

L3 椎体

図5　局所麻酔薬注入後の超音波画像（平行法）
外側穿刺法の場合

⑬薬液の広がりは無エコー性構造として確認され，腰神経神経根あるいは腰神経叢がやや高エコー性の構造として確認できることもある（図5）。

● 手技のコツ
1) 大腰筋筋溝ブロックによってブロックされる外側大腿皮神経，大腿神経，閉鎖神経すべてがL2，L3からの神経線維を含んでおり，ブロックの確実性を考えると第4-5腰椎レベルで実施するよりは，第2-3または第3-4腰椎間でブロックを行うとよい。
2) 大腰筋筋溝ブロックは深部ブロックであり，ブロック手技そのものが疼痛を伴うため，ミダゾラム2-3 mgまたはフェンタニル50-100 μgを前投与したうえで行うとよい。

合併症
大腰筋内血腫，硬膜外麻酔，神経根損傷

（中本　達夫）

3 腰椎椎間関節（脊髄神経後枝内側枝）ブロック

解　剖
- 椎間関節は上高位の椎骨の下関節突起と下低位の椎骨の上関節突起から構成される平面関節である。
- 脊髄神経後枝内側枝は後枝外側枝と分れたのち，上関節突起の外側，横突起の頭側を通って後方に回り込み，上下の関節突起，棘上靱帯，棘間靱帯に分布する（図1）。したがって，関節突起と横突起で形成される角の頭側端が局所麻酔薬の注入点となる。
- それぞれの椎間関節にはそれに相当する脊髄神経の内側枝と，一つ上の脊髄神経の内側枝が分布している。
- したがって，ある椎間関節の痛みを取り除くためにはそれに相当する脊髄神経内側枝と一つ上の内側枝2本をブロックする必要がある。

適　応
椎間関節痛の診断・治療

体　位
腹臥位。腰の下に枕を敷き，腰椎の前弯を軽くすると手技を行いやすい（図2）。

超音波プローブの位置と向き
目的とする腰椎のレベルで，棘突起の外側に体軸と直交するようにプローブを置く。

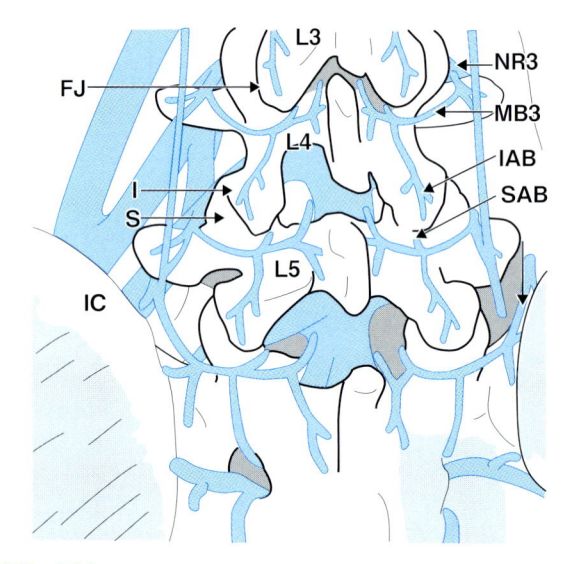

図1 脊髄神経の解剖

IC：腸骨稜，FJ：椎間関節腔，I：下関節突起，S：上関節突起，L3・L4・L5：各々第3・第4・第5腰椎椎弓，NR3：第3腰神経根，MB3：第3腰神経後枝内側枝，SAB：上関節枝，IAB：下関節枝
(Fujiwara Y, Komatsu T, Gofeld M. Ultrasound-guided lumbar (L1–L4) zygapophysial medial branch and L5 dorsal ramus block. In：Bigeleisen PE, Oregaugh SL, Moayeri N, editors. Ultrasound-guided regional anesthesia and pain medicine. Philadelphia：Wolters Kluwer/Lippincott Williams & Wilkins；2009. Fig 37-2aより作成)

超音波プローブ周波数

低周波数（2–5 MHz）のコンベクスプローブ

ブロック針穿刺法

平行法

穿刺前超音波画像評価

①患者を腹臥位とする。

126　II 各 論

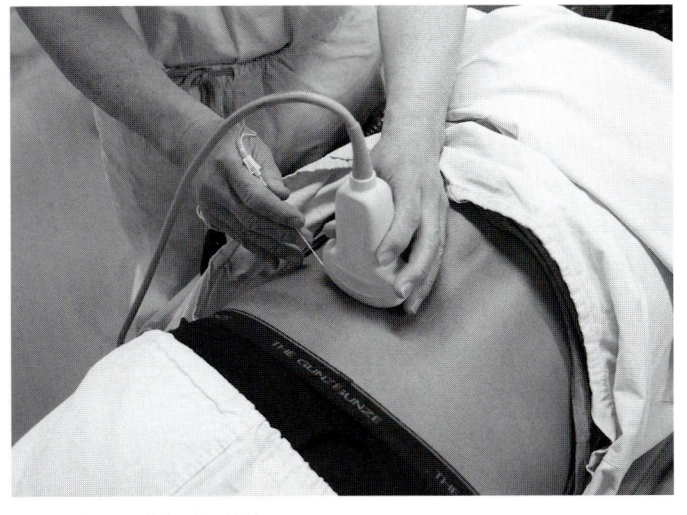

図2　ブロック施行時の体位

②腰部正中から 2 cm ほど外側に，体軸と平行にプローブを当て，各腰椎の横結節，仙骨を描出する。
③図 3 のように腰椎レベルでは骨構造が断続的に描出されるのに対し，仙骨レベルでは連続した構造として描出される。この所見をランドマークとしてブロックの目的とする腰椎を同定する。

ブロック針サイズ

20-22 G，100 mm の鈍針

局所麻酔薬投与量

0.5-1.0%　メピバカイン 0.5-1.0 ml
椎間関節内注入する際はデキサメタゾン 2 mg を添加

実際の手技とプロトコール

①目的とする腰椎レベルで，プローブを正中に体軸と直交するように当て棘突起を確認する。プローブをそのまま側方に平行移動させ，関節突起，横突起が同時に見えるように微調整する（図4）。

②穿刺部位に局所麻酔を行ったのち，関節突起と横突起で形成される角（図4：→）に向かって平行法でブロック針を進める。ブロック針の先端が骨に接触したら，プローブを90°回転させブロック針の先端がその角の頭側端にあることを確認する（図5）。

③ブロック針の先端が適切な位置にあることを確認したら血液などの逆流がないことを確認し局所麻酔薬を注入する（図6）。

④患者によっては，実際に横突起内に椎間関節隙を確認できることがある。その場合平行法で針を進め，椎間関節内に直接局所麻酔薬を注入することも可能である（図7）。

● 手技のコツ

1) 目標が深い場所にあるので，針の描出が困難になりがちである。刺入点をプローブから少し離れた場所にして針の進入角度をなるべく浅くしたり，超音波を反射しやすい針を使用したりして，針の描出を最適化する。

2) 椎間関節内への注入は，関節間隙が確認できたとしても実際には炎症による瘢痕化，石灰化などのため困難な場合がある。

合併症

- 出血，感染，神経傷害（神経根の誤穿刺による）などの可能性がある。
- ブロック針の先端をしっかり確認しながら手技を行うことが大切である。

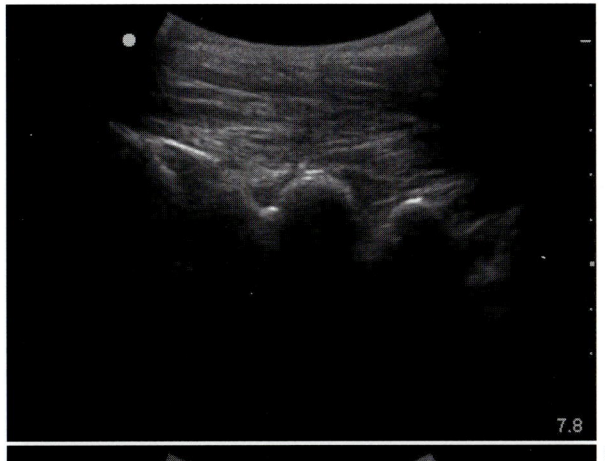

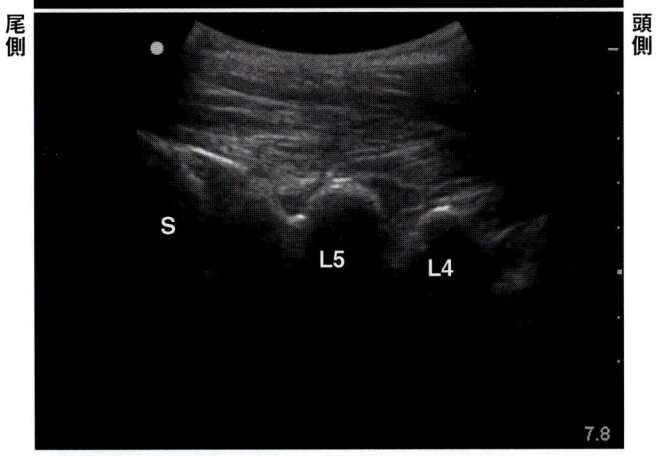

図3 腰仙椎移行部の超音波画像
横突起レベルで脊柱に平行にプローブを当てている．
L4・L5：各々第4・第5腰椎横突起，S：仙骨

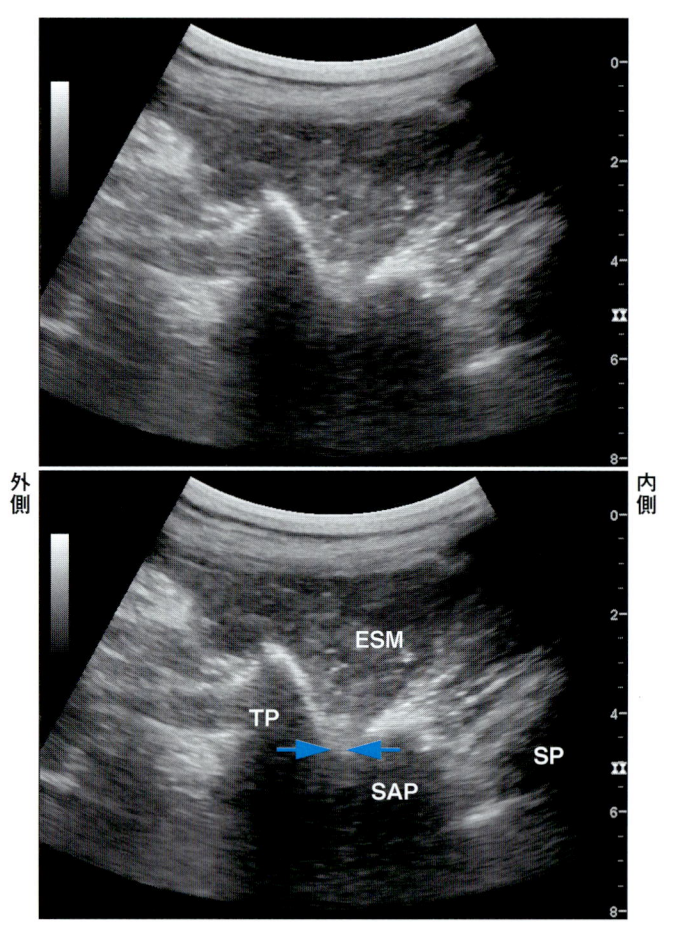

図4 脊髄神経後枝内側枝ブロック時の超音波画像(横断像)

SP：棘突起，SAP：上関節突起，TP：横突起，ESM：脊柱起立筋
→：局所麻酔薬注入点

尾側　　　　　　　　　　　　　　　　　　　　　　　　頭側

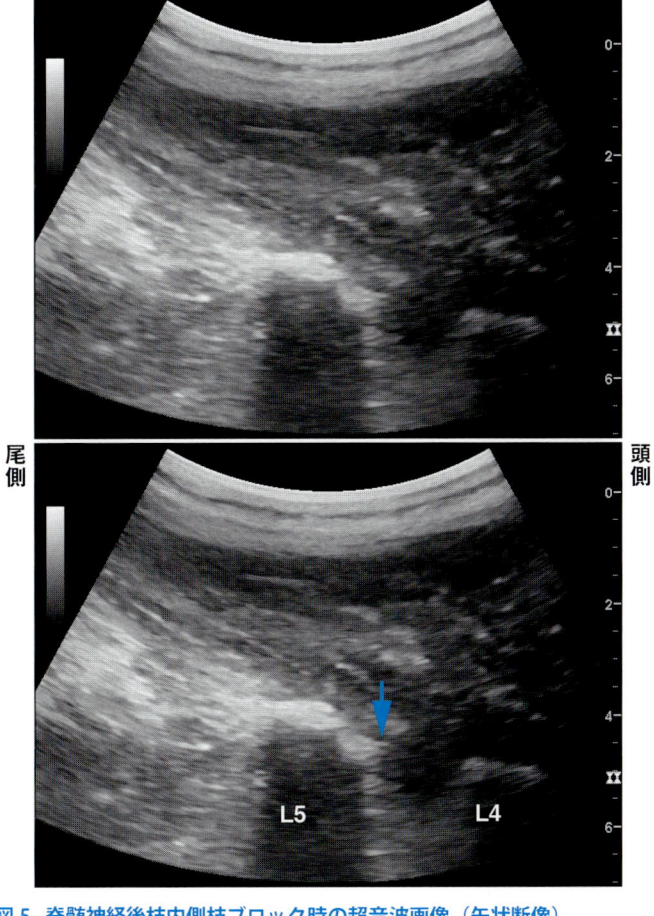

図5　脊髄神経後枝内側枝ブロック時の超音波画像（矢状断像）

L4・L5：各々第4・第5腰椎横突起
→：局所麻酔薬注入点

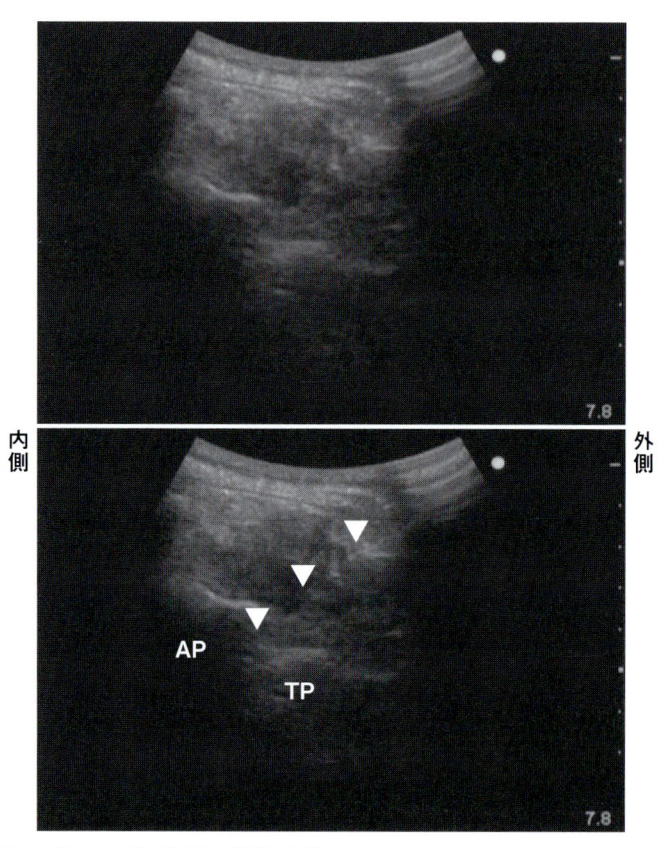

図6　ブロック針穿刺時の超音波画像
▷：ブロック針，AP：関節突起，TP：横突起

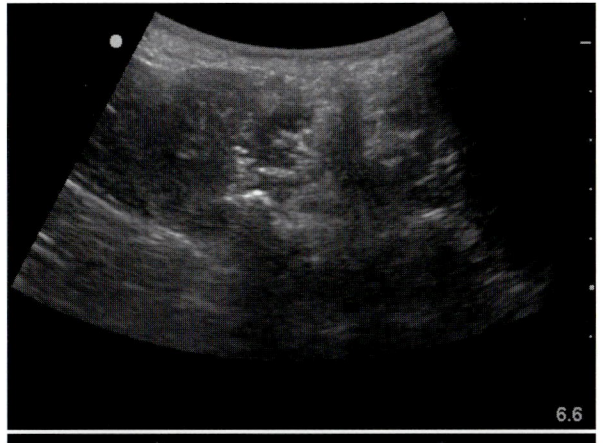

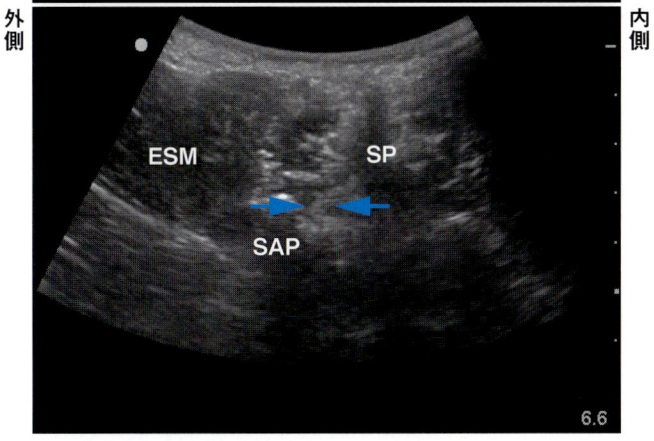

図7 椎間関節内局所麻酔薬注入時の超音波画像

SP：棘突起，SAP：上関節突起，ESM：脊柱起立筋
→：局所麻酔薬注入点

（藤原　祥裕）

4 神経根ブロック

はじめに
　腰部神経根は深部に位置するために，超音波による画像描出は容易でない。腰部神経根ブロックは透視下の手技が最も一般的であり，超音波画像ガイド単独による腰部神経根ブロックの手技はいまだ報告されていない。しかしながら，超音波画像がブロック手技の一助になることも示されており，本項ではSato ら[1]が報告している超音波および神経刺激法を併用したブロック手技を紹介する。この手技では，脊椎レベルおよび造影所見を確認するためにX線透視も用いるが，超音波画像や神経刺激装置を用いることにより，放射線の被曝量を最小限にできる。

解　剖
- 腰部の脊髄神経は，脊柱管内では椎弓根の内側を走行している。
- 前根と後根が脊髄から外側に離れ，椎弓根の尾側を外側前方かつ尾側へ走行し，椎間孔の付近で1本の脊髄神経となる。
- 椎間孔より脊柱管外に出た脊髄神経は前枝と後枝に分かれ，前枝は大腰筋内へと入る。
- 本ブロックは，椎間孔を通って脊柱管外に出る脊髄神経の神経根をブロックするものである。

適　応
腰下肢痛：神経根症の診断および治療

体　位
腹臥位とし，下腹部に枕を入れて腰椎を前湾させる。

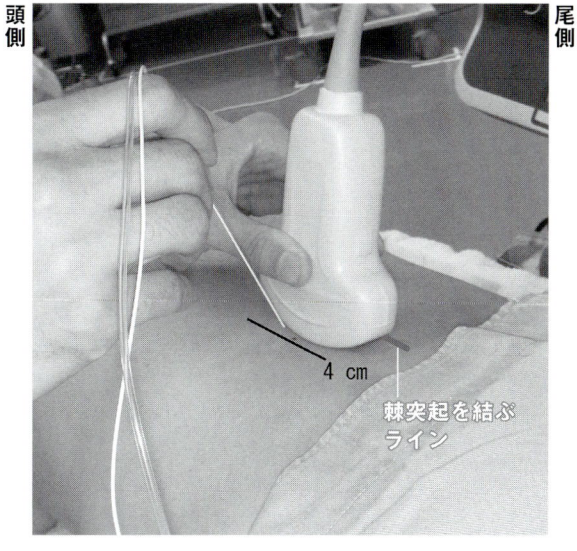

図1 超音波プローブの当て方・体表ランドマーク・ブロック針の穿刺方向

超音波プローブの位置と向き（図1）

目的とするレベルの腰椎棘突起から約3cm外側の位置で，体軸と平行かつ体表面と垂直にプローブを当てる。ここで，横突起基部における矢状断面像を描出する。

超音波プローブ周波数

2-5 MHz コンベクスプローブ

ブロック針穿刺法

交差法

穿刺前超音波画像評価 (図2, 3)

①腰椎棘突起の約 2 cm 外側で体軸と平行にプローブを当て，椎弓〜関節突起レベルの矢状断面像を描出する。超音波画像は連続した高エコー性の凹凸像となる（図 2 B）。腰椎 – 仙骨移行部となる L5 /S の関節突起を同定し，椎間関節を描出しながらプローブを頭側へ移動させて，目的とする腰椎レベルを確認する。さらに X 線透視を行い，腰椎のレベルを再確認する。

②プローブを 1 cm 程度外側に移動させると，椎間関節の連続した高エコーが途切れ，横突起基部を含む関節突起の断続的な高エコーが描出される（図 2 C）。脊椎の部分は音響陰影を伴うが，上下関節突起間は超音波が通過するので，神経根を含む深部の組織が描出される。横突起基部の尾側縁から約 1 cm 深部の高エコーが神経根となる。

ブロック針サイズ

21 G，70–100 mm のブロック針

局所麻酔薬投与量

1–2 ml（ステロイドを加えることもある）

実際の手技とプロトコール

①棘突起から 2–3 cm 外側の部位で，体軸と平行かつ体表面と垂直にプローブを当て，横突起基部を含む関節突起の矢状断面像を描出する。

②プローブの外縁中央部（棘突起から 3–4 cm 外側にあたる）に局所浸潤麻酔を行い，その後，神経刺激用のブロック針を交差法で刺入する。神経の像が分かりにくい場合は，横突起基部の尾側縁を目標として刺入する。

③ブロック針の先端が超音波走査面に到達するように，神経根の深さに応じてブロック針を 10–15°程度内側に傾ける。神経刺激は 1 mA の強度

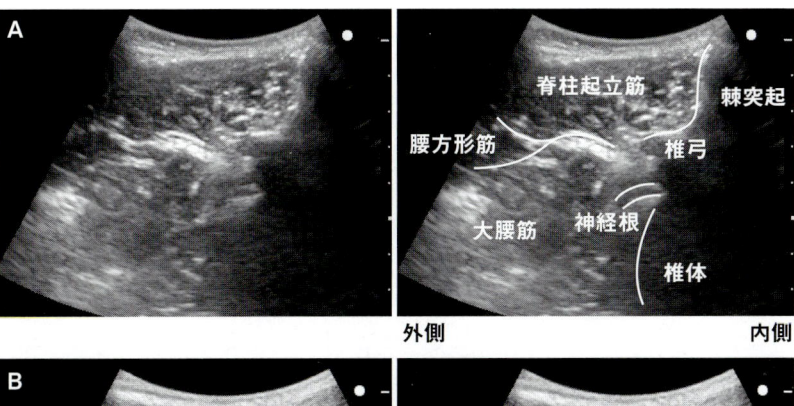

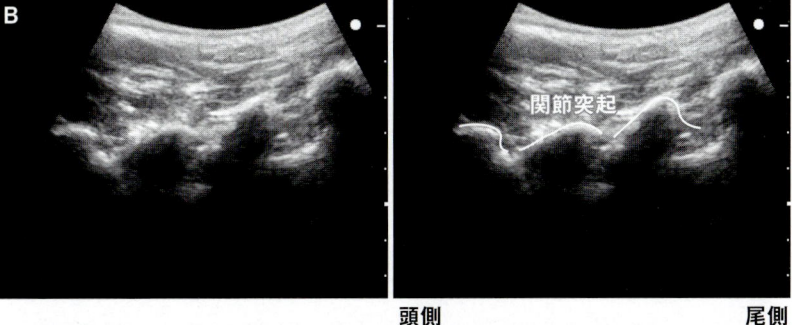

図2 穿刺前超音波画像・解剖
（A）横断面像
（B）矢状断面像（椎弓～関節突起レベル）
（C）矢状断面像（横突起基部を含む関節突起レベル）

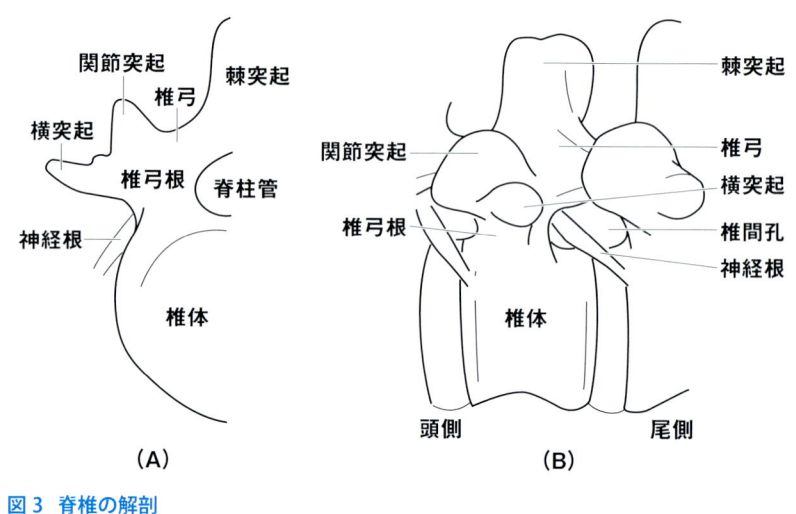

図3 脊椎の解剖
　　（A）横断面，（B）矢状断面

で行い，神経の支配領域にタッピング感覚が得られるまでブロック針を進める。神経根は横突間筋よりも若干深い部位に位置し，軟部組織に包まれている。ブロック針が横突起の深さを越えてからは，慎重に針を進める。

④下肢にタッピング感覚が得られたところでX線造影を行う（図4）。筋収縮や放散痛は得られなくてもよい。造影所見を確認したのちに，局所麻酔薬とステロイド剤の混合液を投与する。

合併症

神経損傷，感染，出血，くも膜下ブロック

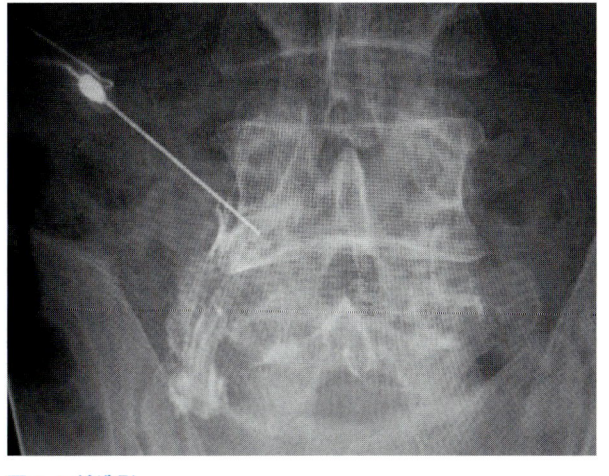

図4　X線造影

● 手技のコツ
1) ブロック針の位置が外側にずれると，大腰筋内を走行する脊髄神経前枝をブロックする可能性が高くなる。プローブの位置は，横突起の最も中枢が描出される部位に当てて，針先が走査面内に到達するようにブロック針を少し内側に傾けて刺入する。
2) 超音波画像はブロック針を刺入する際の指標とはなるが，最終的な針先の位置や投与した薬液の広がりを画像上で確認するのは困難である。最終的な針先位置の調整は，神経刺激の所見によらざるをえない。

（堀田　訓久）

4 仙骨と傍仙骨領域

1 仙骨硬膜外ブロック

解 剖（図1）

- 仙骨は癒合した5つの仙椎からなり，頭側は第5腰椎，尾側は尾骨，左右両側は腸骨とそれぞれ関節面を形成する。
- 仙骨後面の正中仙骨稜は棘突起が融合したもので，正中仙骨稜の両外側

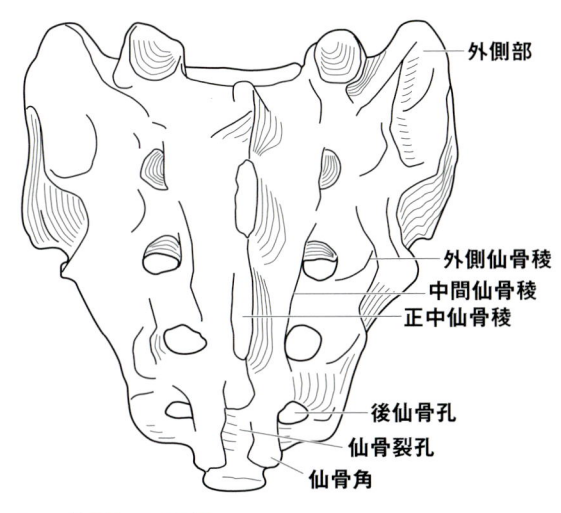

図1 仙骨後面の解剖
仙尾靱帯が仙骨と尾骨をつなぐように覆っている．

を縦走する中間仙骨稜は，関節突起が癒合したものである。この中間仙骨稜の下端が仙骨角となる。左右の仙骨角に挟まれる部位が仙骨裂孔である。仙骨裂孔は仙骨と尾骨をつなぐ仙尾靭帯に覆われている。
- 仙骨管内では，馬尾および髄液を含む硬膜嚢が成人では第2仙椎，新生児では第4仙椎のレベルで終わっており，硬膜嚢の尾側が硬膜外腔である。左右の後上腸骨棘を結んだラインは第2仙椎の棘突起を通過する。

適 応
- 全身麻酔の鎮痛補助法：臍より尾側の手術が適応となる（鼠径ヘルニア，停留精巣，陰嚢水腫，下肢手術，会陰部の処置など）。
- ペインクリニック領域：腰下肢痛，会陰部痛

体 位
腹臥位または側臥位。腹臥位の場合は，下腹部に枕を入れ臀部を高くすると仙骨裂孔が触知しやすくなる。側臥位の場合は，膝を屈曲させて腹部に引き寄せる。

超音波プローブの位置と向き（図2）
横断面：仙骨角を中心として尾骨から後上腸骨棘までの間
矢状断面：正中仙骨稜から尾骨までの間

超音波プローブ周波数
目標とする部位は皮膚から比較的浅いので，高周波（10 MHz以上）のリニアプローブを使用する。

ブロック針穿刺法
仙骨裂孔を刺入点として，針を尾側から頭側へ向けて刺入する。交差法ではブロック針は超音波ビームと交わる点として描出される。

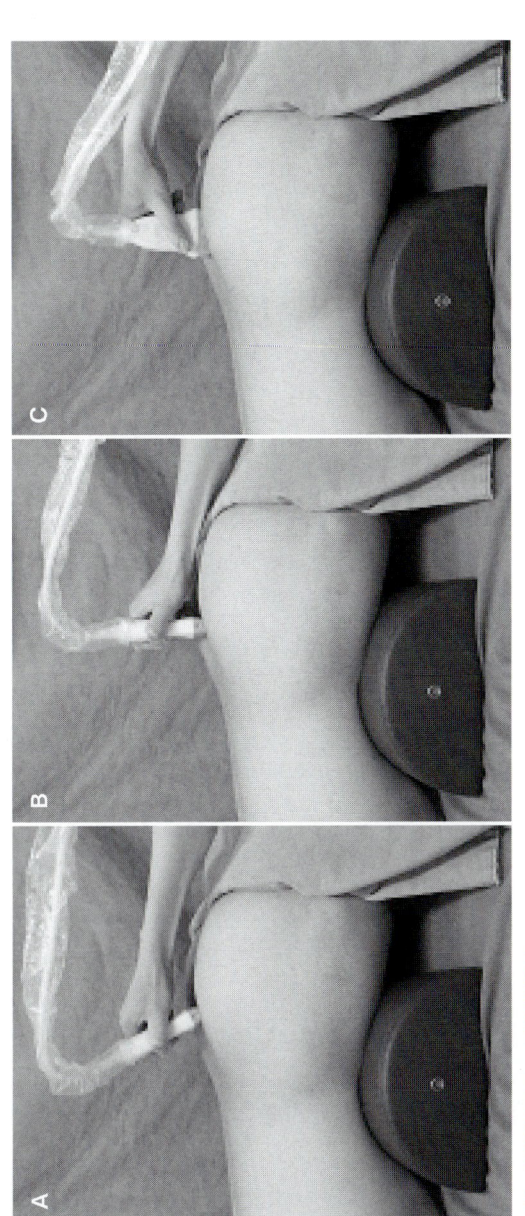

図2 超音波プローブの当て方

交差法では両側の仙骨角を結ぶ線上に皮膚に対して垂直に超音波プローブを当てて仙骨横断面の画像を描出する（A→Bと操作する）．平行法では両側の仙骨角を結ぶ線上に皮膚に対して垂直に超音波プローブを当てて矢状断面の画像を得る（C）．

平行法では超音波画像上にブロック針全体を描出することは可能であるが，針が骨に当たってから方向を変えると針の描出が難しくなる。

穿刺前超音波画像評価
① 体表のランドマークとして尾骨，仙骨および後上腸骨棘の位置を確認し，マーキングする。
② 皮膚に対して垂直に超音波プローブを当てると両側の仙骨角が後方音響陰影を伴って高エコー性に描出される。仙骨角に挟まれる表層の帯状の高エコーが仙尾靱帯であり，その下層の低エコーが仙骨裂孔に当たる（図3 B）。
③ 超音波プローブを90°回転させて，正中仙骨稜下端から尾骨上端に超音波プローブを当て，仙骨角部の正中矢状断面の画像を得る（図4 A）。2歳以下の小児では仙骨管内部の硬膜嚢および硬膜外腔を観察する（図5）。硬膜嚢内部は低エコー性で，その下端の位置を確認する。また正中仙骨稜の尾側は仙骨裂孔となり，仙骨裂孔は仙尾靱帯で覆われる。

ブロック針サイズ
1回注入法では22または23 G，30–70 mmのディスポーザブル注射針を使用

局所麻酔薬投与量
小児患者：0.5–1 ml/kg（最大20 mlまで）
成人患者：1%リドカイン5–15 ml程度

実際の手技とプロトコール
腹臥位または側臥位をとり，皮膚の消毒や滅菌プローブカバーの装着などの準備を行う。

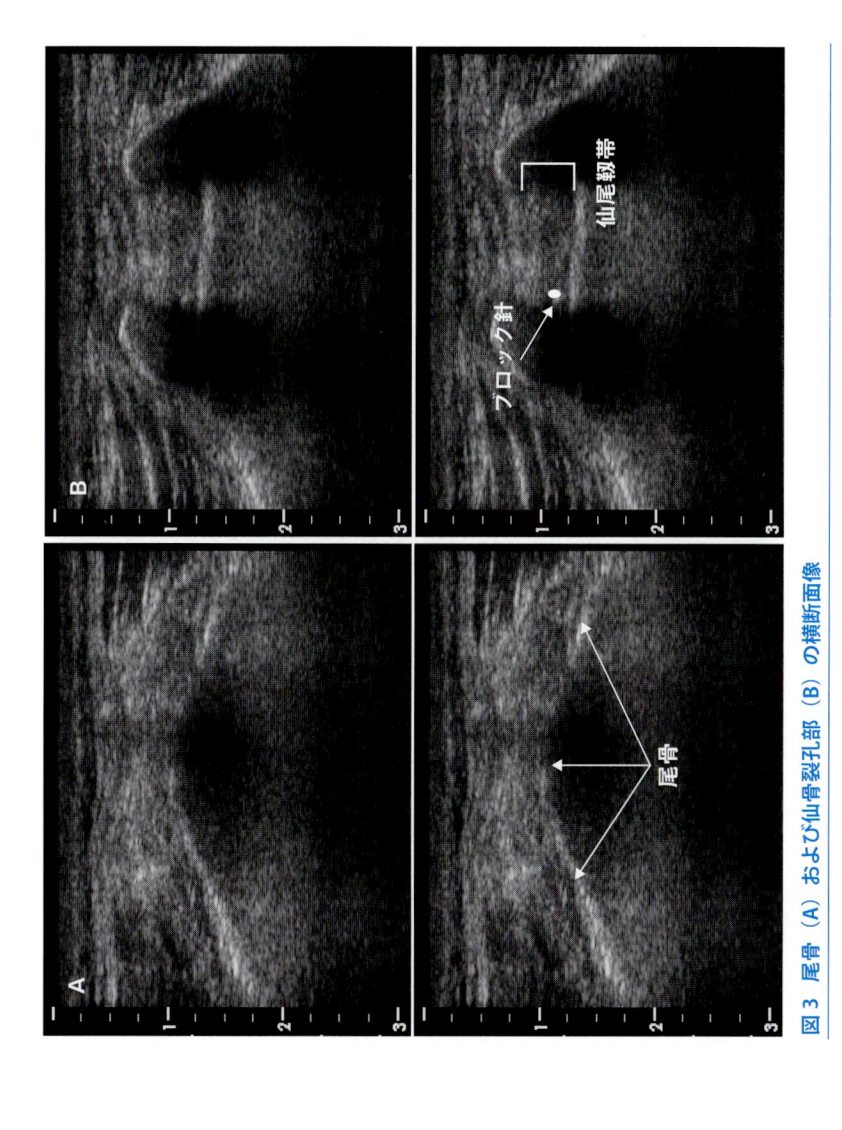

図3 尾骨 (A) および仙骨裂孔部 (B) の横断面像

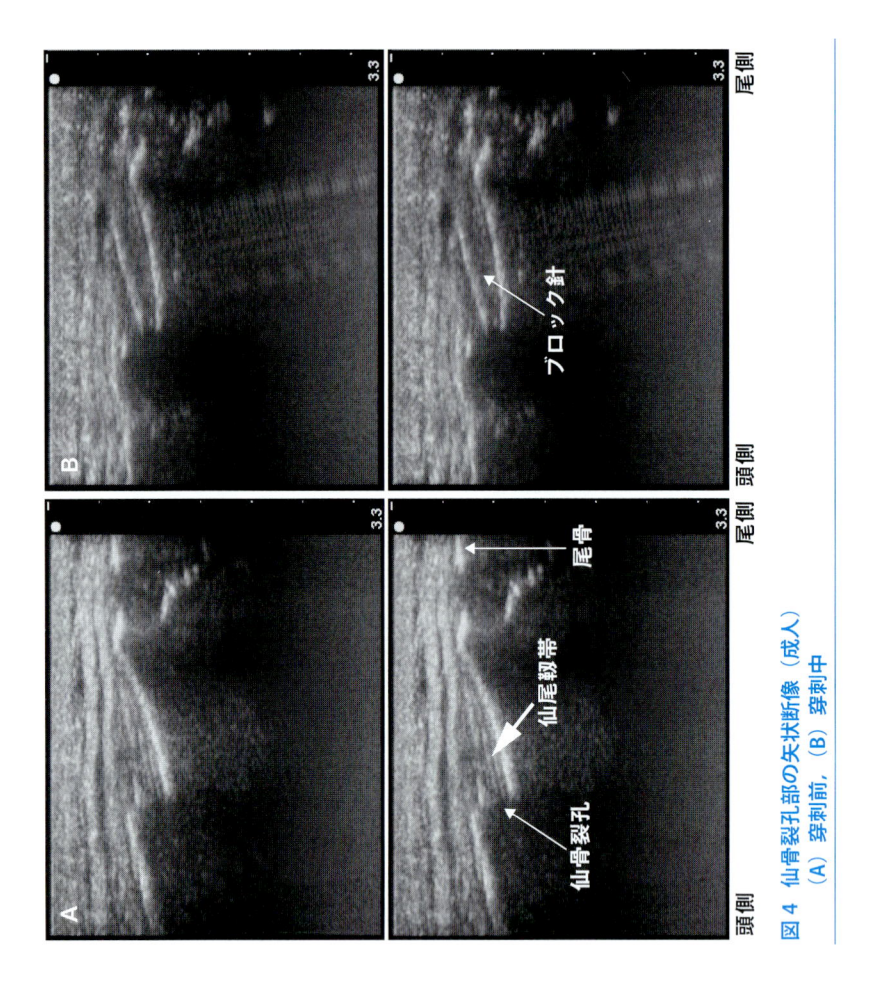

図4 仙骨裂孔部の矢状断像（成人）
(A) 穿刺前, (B) 穿刺中

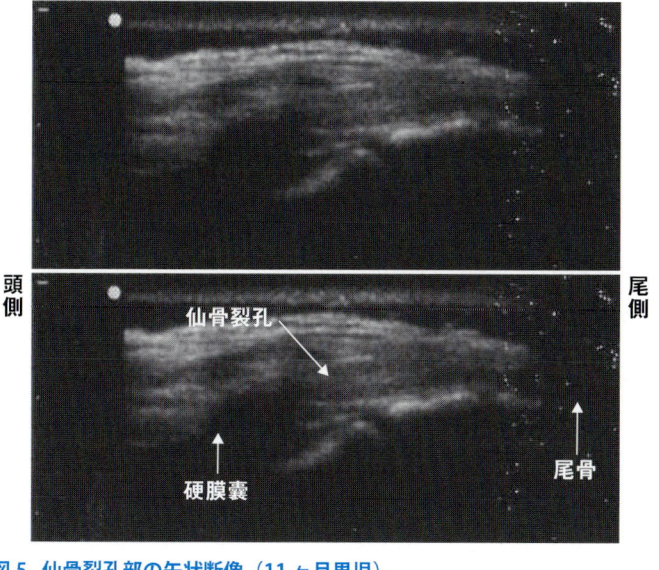

図5 仙骨裂孔部の矢状断像（11ヶ月男児）

交差法
①両側の仙骨角を結ぶ線上に皮膚に対して垂直に超音波プローブを当て，仙骨横断面の画像を描出する。
②プローブを尾側に傾け（図2A）仙骨角の尾側から刺入した針を画像内に確認したら，針を進めるのと同時にプローブを頭側に向けて戻す（図2B）。
③針が皮膚，皮下から仙骨角に挟まれる帯状の高エコー（仙尾靱帯）を通過することを確認する（図3B）。

平行法
①あらかじめマーキングしておいた仙骨角および後上腸骨棘の位置を確認し，超音波プローブを正中仙骨稜上に当てて，矢状断面の画像を得る。
②超音波画像上で，仙骨，仙尾靱帯，硬膜外腔，小児では硬膜嚢を確認し，針の刺入方向を決定する。

③針の刺入点は仙骨裂孔の中央付近となる。
④針の刺入方向は尾側から平行法で行い，針先が皮下組織を進み，仙尾靱帯を通過し，仙骨裂孔内に消えていく（図4B）。
⑤小児では超音波画像で針の先端が硬膜外腔にあることを確認しながら，薬液の注入を行うことも可能である。
　成人では仙骨が癒合しているので，内部の構造や薬液が注入されるようすを観察することは困難である。

● **手技のコツ**
　交差法では，仙骨裂孔深層の硬膜外腔で針を確認するために，超音波プローブを尾骨方向から仙骨裂孔へと傾けながら穿刺すると行いやすいことが多い。

合併症

● 一般的な局所麻酔薬による合併症の他に，硬膜穿刺，神経損傷，血管穿刺，硬膜外血腫，硬膜外膿瘍，局所麻酔薬中毒など。
● 仙骨硬膜外腔は脂肪組織と血管が豊富なので，他の部位における硬膜外ブロックと比較して，局所麻酔薬中毒の頻度が高い。

（橘　信子，山内　正憲）

2 仙骨神経根ブロック（経仙骨孔ブロック）

解　剖（図1）

- 仙骨は出生直後5つある仙椎が数年間かけて癒合してできた1つの骨で，骨盤後面を形成している。
- 元来仙椎にあった各部位は癒合後に形状と名称を変え，棘突起は正中仙骨稜，関節突起は中間仙骨稜，横突起は外側仙骨稜となる。
- 左右に1か所ずつあった椎間孔は，それぞれ前後方向に向きを変え，左右それぞれ4つの前仙骨孔と後仙骨孔とに二分される。

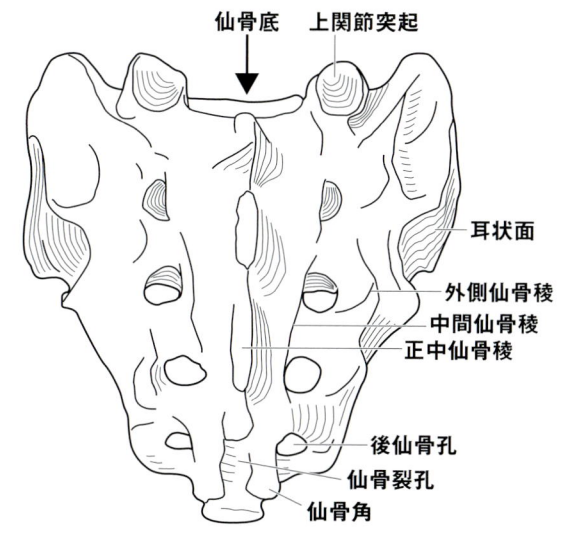

図1　仙骨後面の解剖

後仙骨孔を通った仙骨内部に仙骨神経根が存在し，前枝は腹側の前仙骨孔へ，後枝は背側の後仙骨孔を通過する．

- 馬尾から続く仙骨神経由来の神経根のうち第1から第4仙骨神経根までは，仙骨内を左右斜めに走行し，仙骨孔で前枝と後枝が分かれてそれぞれ前仙骨孔と後仙骨孔として仙骨外に出てくる。
- 第5仙骨神経根は仙骨下端の左右から骨外に出てくる。
- 仙骨外側の耳状面は腸骨の耳状面と強固に関節を形成している。

適　応

仙腸関節痛およびその周囲の腰痛，下肢背部（仙骨神経または坐骨神経領域）の疼痛や神経症状。神経障害部位の高位診断のために行う場合もある。

体　位

腹臥位

超音波プローブの位置と向き

第5腰椎と仙骨の同定は正中部長軸像で行い，次いで仙骨孔の同定を短軸像で行う（図2）。

超音波プローブ周波数

5 MHz前後のコンベクスプローブ

ブロック針穿刺法

交差法。仙腸関節を支配する後枝をブロックするときは，仙骨孔内に針を進める必要がないため平行法でも可能である。

穿刺前超音波画像評価

仙骨孔が第1から第4までのどれなのかを周囲の骨構造から確認する。

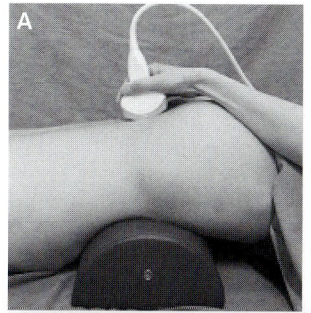

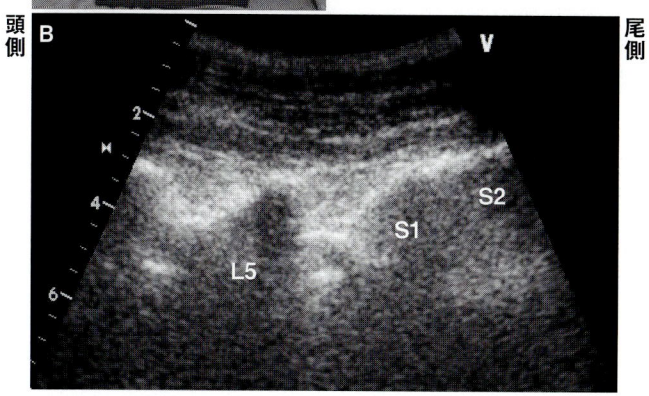

図2 仙骨孔の同定と描出
(A) 第5腰椎（L5）と仙骨上端を正中部長軸像で確認している．
(B) 第5腰椎棘突起から第1（S1）および第2仙椎（S2）に相当する正中仙骨稜までの長軸像．

ブロック針サイズ

22-23 G，50-80 mm のブロック針

局所麻酔薬投与量

0.75%ロピバカインまたは2%リドカインとステロイドの混合液を1か所に 1-3 ml

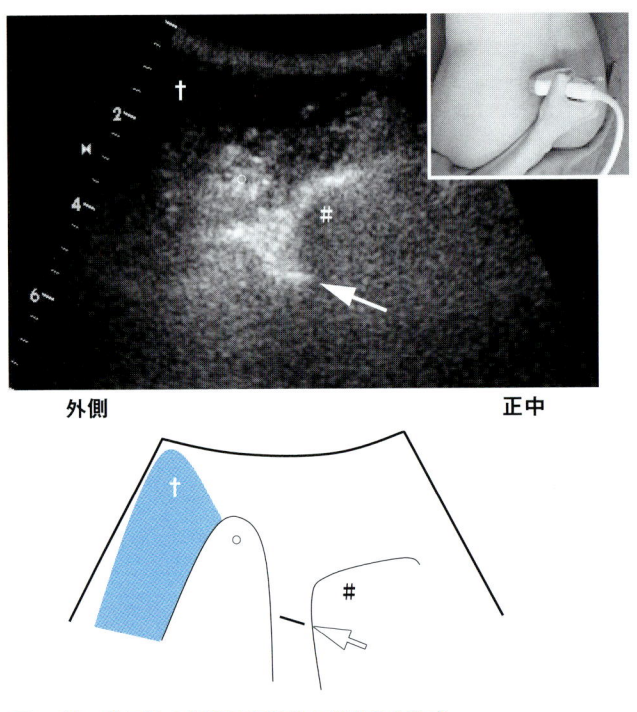

図3 第1仙骨孔の超音波短軸像と描出のようす

骨の連続性が途切れ，後仙骨孔（⇨）から腹側まで超音波ビームが到達する．第1後仙骨孔のすぐ外側は外側仙骨稜（○），さらに外側を腸骨稜の盛り上がり（†），内側は中間仙骨稜（#）が描出される．

実際の手技とプロトコール

①正中部長軸像で第5腰椎と仙骨上端を同定する．L5/S1間の硬膜外腔の尾側に続く音響陰影のあるなだらかな骨の連続が仙骨後面正中部となる（図2）．

②仙骨上端で短軸像として，仙骨正中部上端の突起（S1棘突起）とブロック側の腸骨を超音波画像にとらえる．そこからわずかに尾側へ移動させ，初めに骨の連続が途切れる部位を第1後仙骨孔とする（図3）．

③超音波プローブをさらに尾側へスライドし，第 2 後仙骨孔，以下第 3，第 4 後仙骨孔まで確認，マーキングする（図 4）。後仙骨孔の内側は中間仙骨稜，外側は外側仙骨稜が，骨の隆起として超音波画像で描出される。第 1 から第 4 までの後仙骨孔は外側から正中に向かってほぼ一直線となる（図 5）。
④ブロックする神経根に到達する仙骨孔を超音波画像の中央に再び描出して，プローブ中央付近から交差法で穿刺していく。
⑤皮膚にほぼ垂直に穿刺し，初めに骨に当たった深さから数 cm 進めたところで仙骨神経根への刺激を得ることが多い。
⑥神経刺激装置を併用することで患部への放散痛や筋収縮を確認して薬液を投与できる。投与した薬液は仙骨内で神経根にそって広がるため，超音波画像で確認することはできない。

● 手技のコツ
1) 仙骨孔を後方からみると内側に向かう，超音波プローブを内側に傾ける。
2) 針を進める際に仙骨孔周囲の骨に当たり進めづらいことがあるため，微妙に針をずらして進めていく。
3) 腹側まで深く穿刺することによる腸管穿刺を避けるために，超音波画像での仙骨後面までの距離，放散痛や電気刺激による下肢への刺激を参考に，深く穿刺しないように気をつける。
4) 第 1 仙骨孔の短軸像では外側で腸骨稜が大きく盛り上がっている場合が多い。
5) 第 3 および第 4 仙骨孔の短軸像では外側に腸骨が存在しなくなっている。

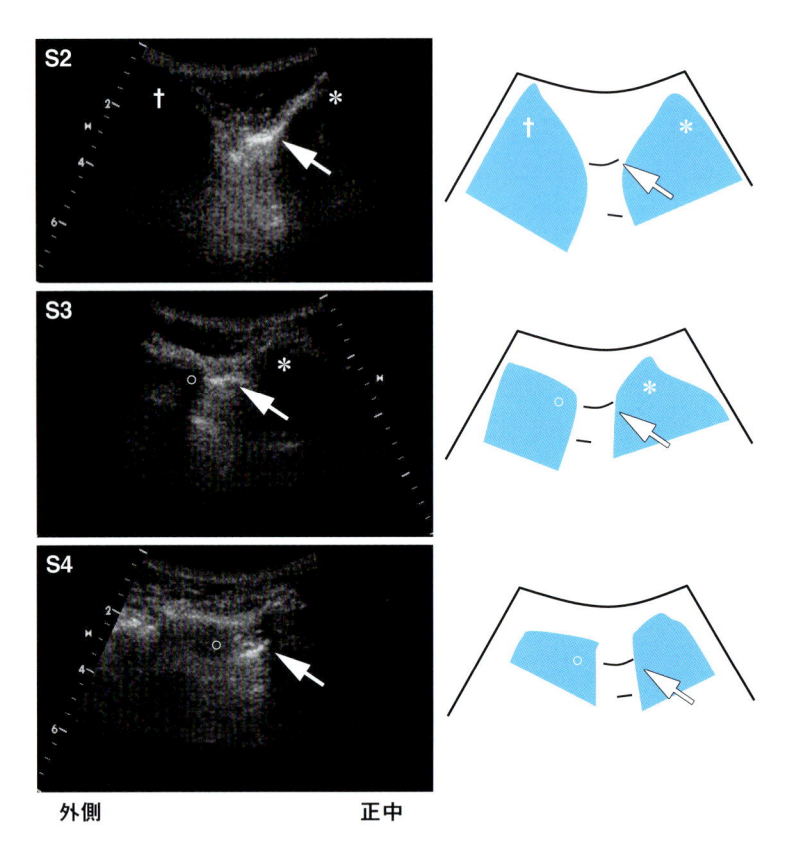

図4 第2仙骨孔（S2），第3仙骨孔（S3），第4仙骨孔（S4）の超音波短軸像

骨表面の音響陰影の中に，超音波ビームが腹側まで通るのが後仙骨孔（⇨）となる．第2後仙骨孔までは外側に腸骨（†）が観察される．正中部には正中仙骨稜（＊）が描出され，後仙骨孔のすぐ外側は外側仙骨稜に相当する（○）．

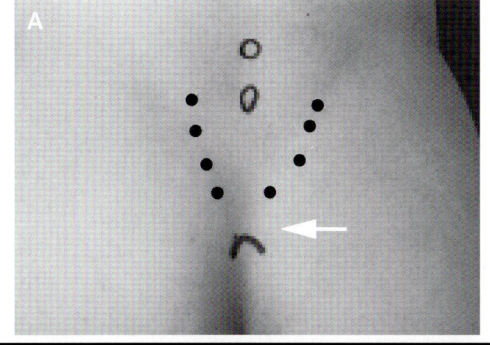

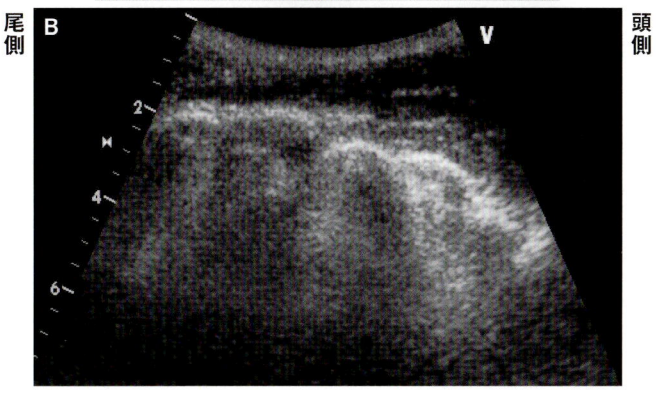

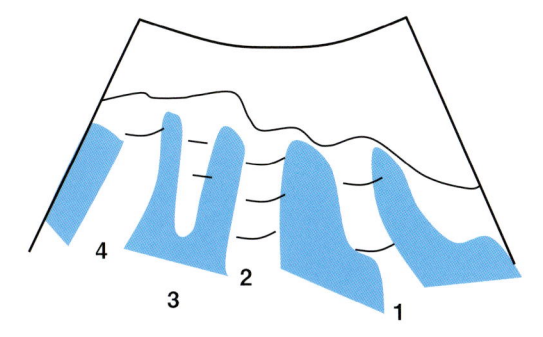

図5 第1-第4仙骨孔および仙骨裂孔の皮膚マーキング（A）と超音波長軸像（B）

○：L5とS1の棘突起，●：仙骨孔，1：第1後仙骨孔，2：第2後仙骨孔，3：第3後仙骨孔，4：第4後仙骨孔，⇨：仙骨裂孔

合併症

下肢の神経症状の悪化，血腫，感染，腸管穿刺

〔山内　正憲〕

3 仙腸関節ブロック

はじめに

　患者の腰下肢痛の訴えに対しては，各種の画像診断ののちに腰筋筋膜部のトリガーポイント注射，腰部硬膜外麻酔などが用いられるが，必ずしも原因特定，症状改善につながらない症例がある。このような場合，仙腸関節ブロックを行うことにより疼痛の発生源を鑑別することが期待でき，自覚症状の改善にも有用である。

解　剖

　仙腸関節に分布する知覚神経は，関節前面に L5，S1 前枝，下面に上殿神経，S1，S2 後枝内側枝，後面に L5，S1 後枝外側枝などが分布する[1]。

適　応

　外傷性または出産直後の仙腸関節不安定症，変形性関節症，強直性脊椎炎などが疑われる場合の腰下肢痛の鑑別診断および治療に用いられる。腰下肢痛を訴える患者のうち，仙腸関節に関連する痛みは約 10％で，10 歳代と 50 歳代に出現のピークを形成するとされている。

体　位

　腹臥位または側臥位で可能である。患者の楽な体位を選択する。

超音波プローブの位置と向き （図1〜3）

　コンベックスプローブを用いる。痩せた体型の患者ではマイクロコンベックスも有用である。基本的に横断走査で周辺の骨陰影と穿刺目標の仙腸関節面の骨陰影の断絶する部分を同定する。

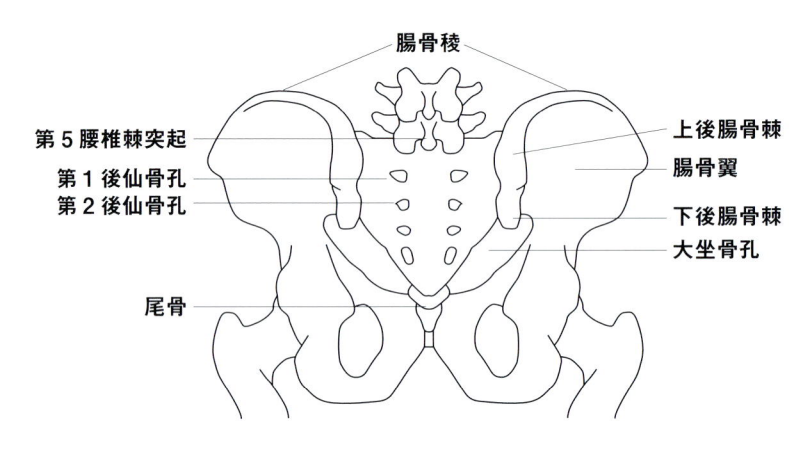

図1 腰仙寛骨背面のランドマーク

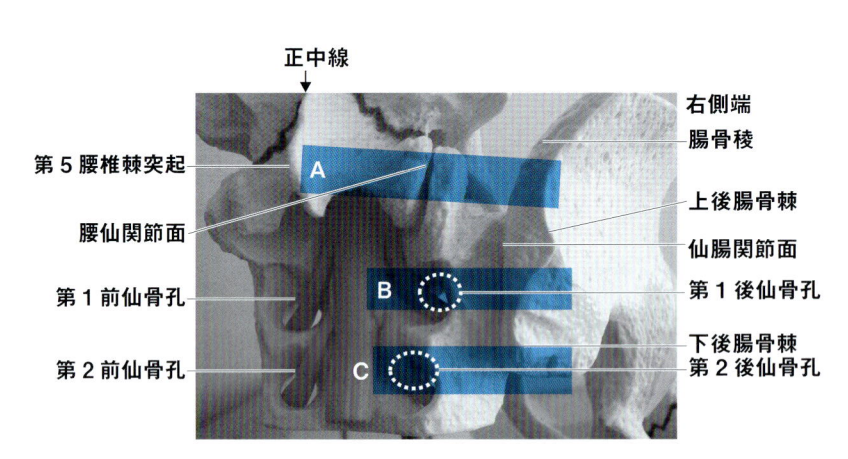

図2 仙骨上部のランドマーク
神経根との位置関係を明示するため仙骨後面を開放して表示．
A：横断走査開始部位，B：第1後仙骨孔位横断走査，C：第2後仙骨孔位横断走査

内側 / 外側

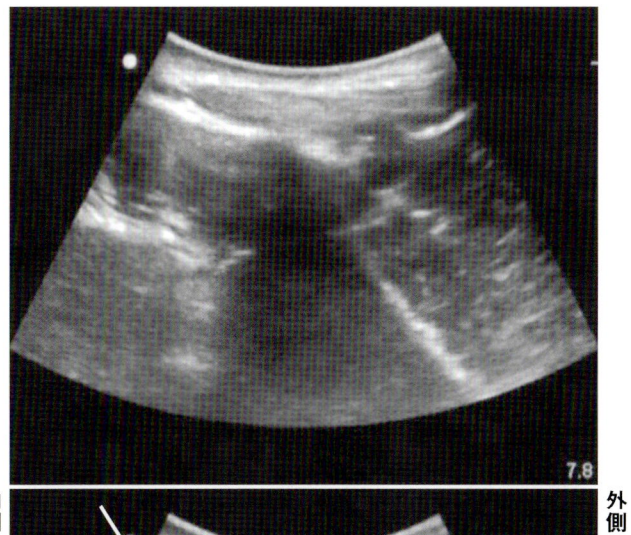

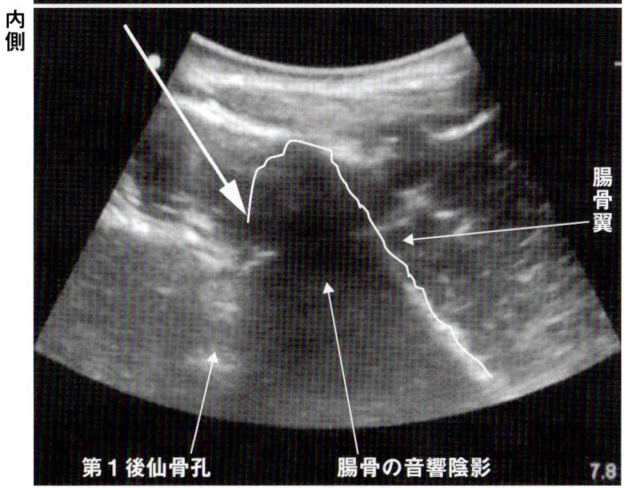

腸骨翼
第1後仙骨孔　腸骨の音響陰影

図3　図2のB位置での超音波画像と仙腸関節面の方向

⇨：仙腸関節面の方向

脊椎と傍脊椎領域の超音波解剖

頸椎と傍頸椎領域

胸椎と傍胸椎領域

腰椎と傍腰椎領域

仙骨と傍仙骨領域

小児

超音波プローブ周波数
2-5 MHz コンベクスプローブ

ブロック針穿刺法
平行法を基本とする。

穿刺前超音波画像評価[2,3]
①横断走査で第5腰椎の棘突起と上後腸骨棘を同定する。
②プローブを徐々に下方へ移動して仙骨背面の中間および外側仙骨稜を同定する。
③外方で腸骨稜とそれに連なる殿筋群の付着面の緩やかな曲線を確認する。
④中間および外側仙骨稜間に超音波ビームが下方に抜けるウィンドウ部分が第1後仙骨孔である。この位置で外側仙骨稜と腸骨稜の間で骨面に段差のできる部分が仙腸関節面である。
⑤仙腸関節面を画面の中央にとらえながら，さらにプローブを尾方へ平行移動すると第2後仙骨孔となる。この高さが仙腸関節の尾側端で，最も腸骨の外縁に近づく部分である。
⑥超音波ビームが関節面内にできるだけ射入されるよう，プローブをゆっくり外側端を頭側方へ回転し最適位置を求める（図4, 5）。

ブロック針サイズ
23-22 G，60 mm のカテラン針が使いやすい。ほかに皮膚局所麻酔用に 25 G, 25 mm 針を用いる。

局所麻酔薬投与量
1％メピバカイン　3-5 ml，デキサメサゾン4 mg を適宜追加する。

正中線 → 　　　　　　　　　　　　　　　　　　　右側端

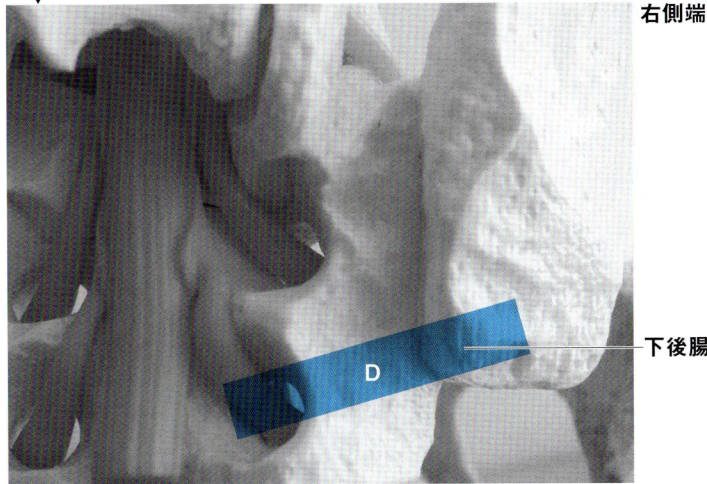

下後腸骨棘

図4　D：第2後仙骨孔横断走査修正位

実際の手技とプロトコール

①仙腸関節上部は関節面が内側から外側へ傾斜しているため，腹臥位では術者は健側に立ち，患者の向こう側に超音波機器のディスプレーを配してブロック針を操作する方法が人間工学的に無理がない。

②側臥位では患側を下にしたほうが穿刺しやすい。

● 手技のコツ

1) ていねいに骨表面の輪郭を描出して，仙骨稜，腸骨稜の同定から段階的に第1，第2後仙骨孔を同定すること。
2) 第2後仙骨孔の位置で超音波ビームができるだけ仙腸関節面内へ射入できるように横断走査面から5-10°程度プローブを回転させて微調整する。

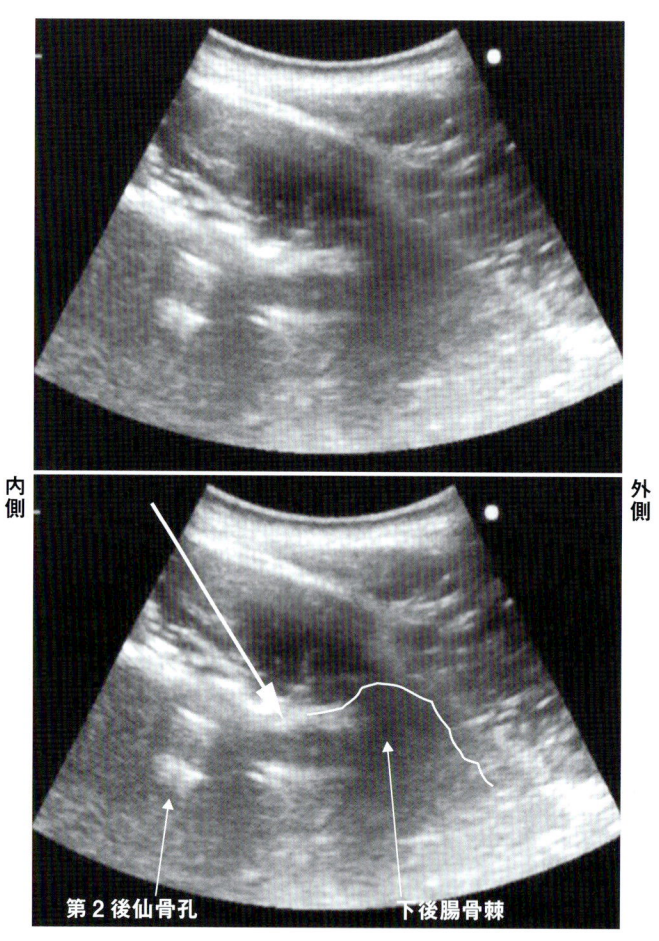

図5 図4D位置，第2後仙骨孔横断走査修正位での超音波画像と仙腸関節面へのアプローチ

⇨：第2後仙骨孔横断走査修正位での方向

162 Ⅱ 各 論

合併症

- 関節内注入であるから，他の関節内注入と同様に基本的な感染防御策を厳密に履行する．出血のリスクは超音波ガイド下法では繰り返し穿刺の頻度を低減できることが期待されるので従来法より高くないと思われるが感染とならんで事前の患者への説明は必要である．
- 後仙骨孔注入や腹腔内穿刺は針先の位置を確認し，深く刺し過ぎない注意が第一である．

（佐藤　裕）

4 坐骨神経ブロック（傍仙骨アプローチ）

解 剖
- 坐骨神経は第4，5腰神経から第1-3仙骨神経までの仙骨神経叢に由来し，大坐骨孔から骨盤外に出る際に後大腿皮神経を分枝する。梨状筋前面と双子筋，閉鎖筋の間を通過して大臀筋前面を走行し，坐骨結節と大腿骨大転子間を下行する。
- 傍仙骨アプローチ（parasacral approach）は坐骨神経の最も中枢側で施行するブロックであり，同時に後大腿皮神経をブロックできる点が他のアプローチと異なる[1]。

適 応
- 坐骨神経ブロック単独での手術は足部の一部に限られる（足趾切断術など）。
- 大腿神経ブロックや閉鎖神経ブロック，大腰筋溝ブロックと組み合わせることで下肢全体の手術が可能となる（大腿・下腿・足部切断術，人工股関節置換術，人工膝関節置換術など）。

体 位
ブロック側を上とした側臥位

超音波プローブの位置と向き
上後腸骨棘と坐骨結節を結んだ直線に垂直となるようにプローブを置く（図1）。上後腸骨棘から尾側へとプローブを移動させる。

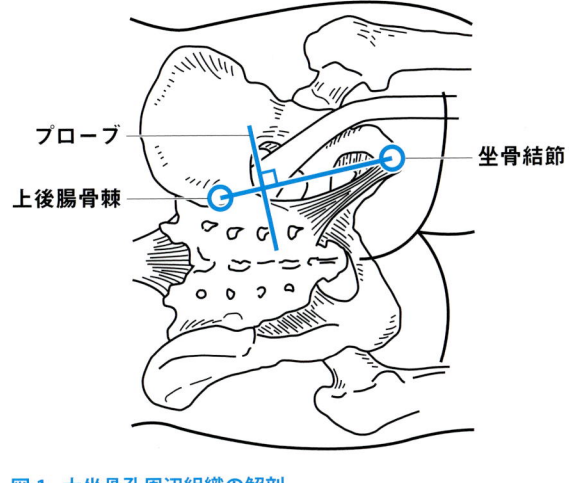

図1 大坐骨孔周辺組織の解剖

超音波プローブ周波数
2–5 mHz コンベクスプローブ

ブロック針穿刺法
平行法，交差法どちらでも施行可能であるが，平行法を推奨する。

穿刺前超音波画像評価
①腸骨の切れ目の大坐骨孔を描出し，その中の高エコー性の坐骨神経を同定する（図2）。
②大坐骨孔付近では坐骨神経周囲に存在する上・下殿動脈をカラードプラーで確認する（図3）。

ブロック針サイズ
21 G あるいは 22 G，100 mm のブロック針（神経刺激針を推奨する）

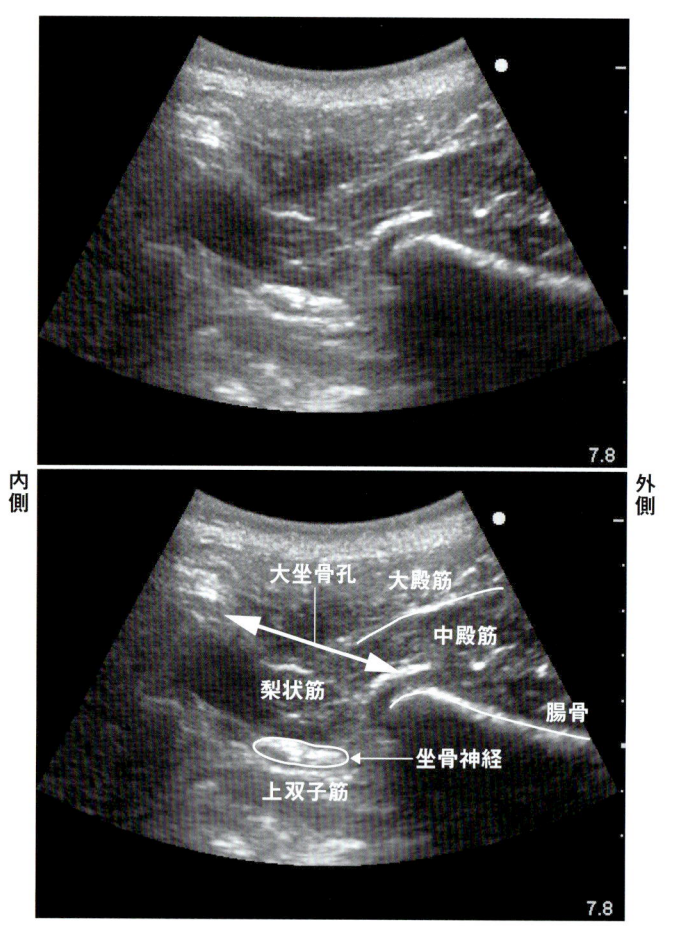

図2 穿刺前超音波画像・解剖

腸骨の切れ目の大坐骨孔の中に高エコー性の坐骨神経を確認する．

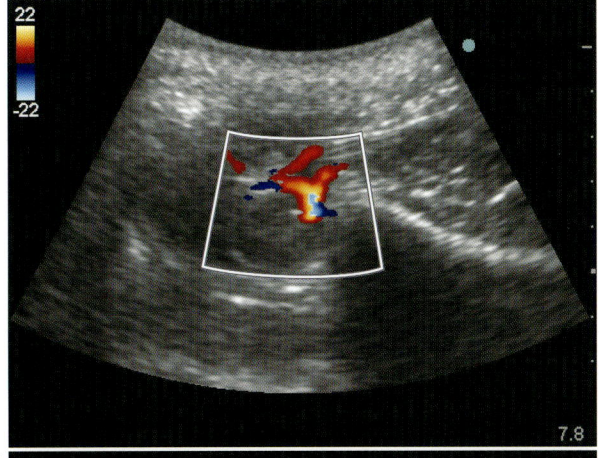

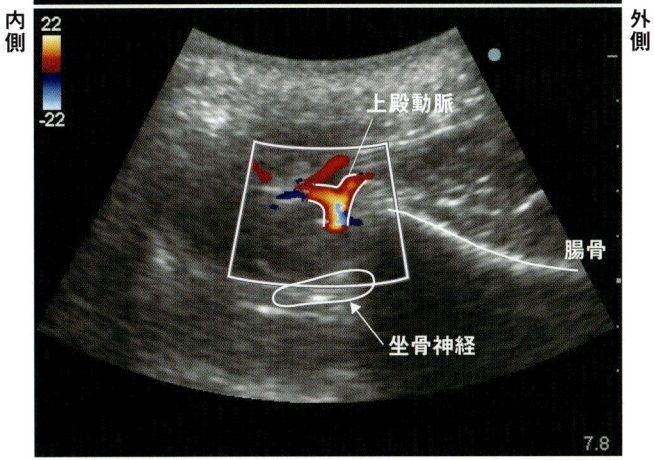

図3 穿刺前超音波画像・解剖
ドプラーを用いて坐骨神経周辺の血管を確認する．

167

局所麻酔薬投与量

0.1–0.25％ロピバカイン 20–30 ml

実際の手技とプロトコール

①体位をブロック側を上の側臥位とし，上後腸骨棘と坐骨結節を結ぶラインを皮膚ペンで描く．プローブを上後腸骨棘のやや尾側に，このラインと垂直になるように置き，腸骨を描出する（図4）．骨は超音波を反射するため，高エコー性の表面とその後方の音響陰影により容易に識別できる．

②プローブを尾側に移動すると腸骨の切れ目の大坐骨孔が確認でき，その中に高エコー性の坐骨神経が描出される（図2）．

③大坐骨孔上縁では上殿動脈が骨盤外へと走行し，やや末梢側では下殿動脈が坐骨神経と並走している．大坐骨孔の上縁でドプラーを用いると上殿動脈の拍動が確認できる（図3）．

④下殿動脈の誤穿刺を予防するため1–2 cm尾側へとプローブを移動し，内側または外側より平行法でブロック針を刺入する（図5）．

⑤吸引試験ののち，薬液を10 mlずつ分割投与する（図6）．

合併症

刺入部位から6.0–7.0 cm，坐骨神経より0.8–2.8 cmの位置に小腸，卵巣，血管などの骨盤内組織が存在するため，これらの誤穿刺に対して注意が必要である[2]．

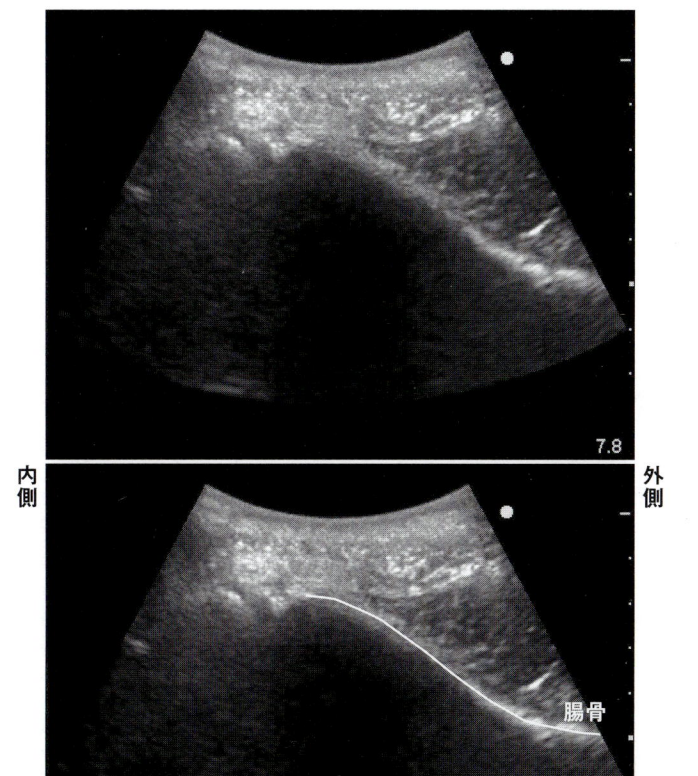

図4 穿刺前超音波画像・解剖
骨は高エコー性の表面とその後方の音響陰影により容易に描出できる．

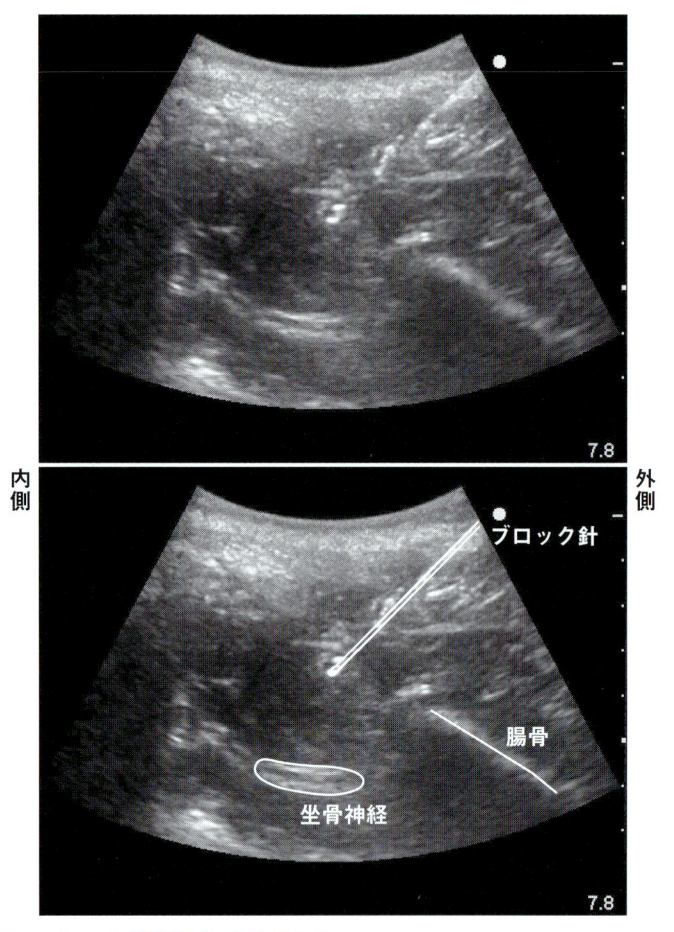

図5 ブロック針穿刺時の超音波画像
外側より平行法でブロック針を刺入している.

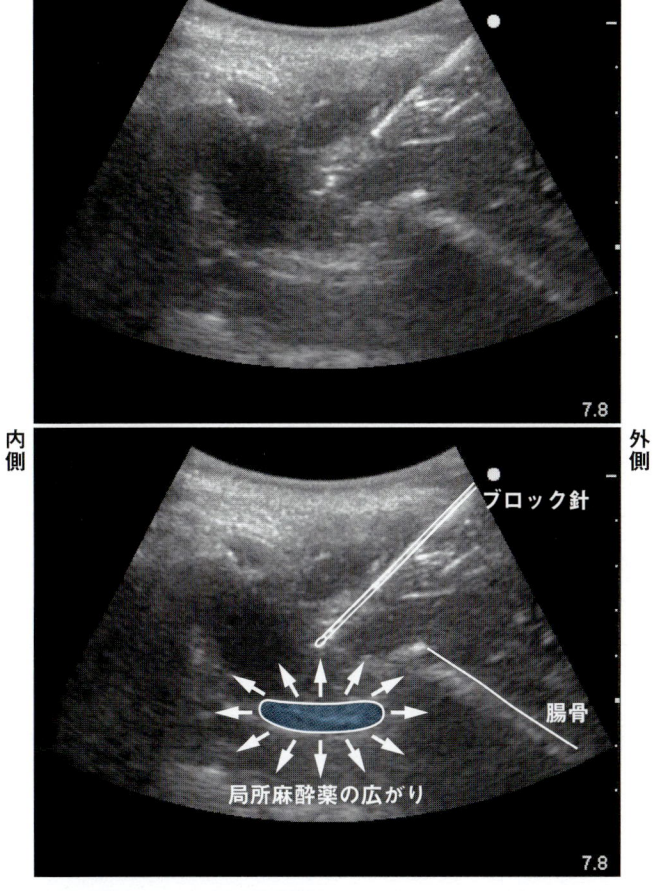

図6 局所麻酔薬注入後の超音波画像
局所麻酔薬の広がりが確認できる．

171

● **手技のコツ**

1) 傍仙骨アプローチでは，坐骨神経は深部に存在しているため超音波画像の描出が困難なことがある。特に殿部の筋肉が発達した若年のスポーツマンや，肥満患者でこの傾向が強い。このため，神経周辺組織の超音波画像をランドマークとし，神経刺激器を併用することを推奨する[3]。

2) 神経刺激器を 1.5 mA，2 Hz，0.1 mS に初期設定して針を刺入する。足関節の底屈（脛骨神経）または背屈（総腓骨神経）を確認後，電流を徐々に下げ 0.5 mA で収縮が得られることを確認する。その後さらに 0.2 mA まで下げて筋収縮が消失することを確認する。吸引テストののち，注入時抵抗がないことを確認しながら薬液を 10 ml ずつ分割投与する（0.2 mA で筋収縮を認める場合，神経内注入の可能性が示唆されるので，筋収縮が消えるところまで針を調節する）。薬液濃度は患者の年齢，体格，手術侵襲の大きさを考慮して決定する。術後早期に坐骨神経領域の運動機能を確認したい症例では，われわれの施設では 0.1％ロピバカインを使用している。全身麻酔併用ではこの濃度の薬液でも十分な術中術後鎮痛が得られ，ブロックの効果は施行後 12-18 時間持続する。ただし 0.1％の薬液を使用しても，術後すぐには運動機能回復を確認できないケースもあり，個人差が大きい。

3) また坐骨神経が深部に存在するために，平行法ではブロック針の刺入角度が超音波ビームに対して鋭角になり描出が困難になりやすい。このような症例ではプローブのブロック針に対する角度を変えることによりブロック針の描出が容易になる。

（原戸　美佐子，伊藤　洋）

5 小 児

1 腰部硬膜外ブロック

解 剖

- 脊柱管は椎体後面と椎弓によって囲まれた空間であり，その内部には脊髄が収められ保護されている。
- 硬膜外ブロックの穿刺手技は，脊椎を避けてブロック針を脊柱管内に刺入し，黄色靱帯を貫いて硬膜外腔に局所麻酔薬を投与する。
- 本ブロックに超音波画像装置を利用すると，穿刺前に脊椎の形態を把握できるとともに，脊椎の間隙を通して脊柱管内の組織を描出することができる。
- 超音波が硬膜外腔まで到達可能な経路には，棘突起間や椎弓間の間隙がある。かぎられた間隙ではあるが，骨形成の完成していない小児では，成人と比べて脊柱管内の画像描出が容易である。

適 応

胸腹部の大手術における持続硬膜外鎮痛

備考：リアルタイムに行う超音波ガイド下の硬膜外穿刺手技は，煩雑で難易度が高い。その理由は，プローブ操作と同時にブロック針の刺入操作や抵抗消失法を行うのが困難であるここと，皮膚に対する針の刺入角度が大きいのでブロック針の描出が困難なためである。穿刺前および穿刺後の画像評価を行うのみでも，十分に有用な情報が得られると考えられる。

体　位

　側臥位で胸膝位。胸膝位は，棘突起間や椎弓間の間隙を広げるとともに，皮膚から脊柱管までの距離を短縮させるので，脊柱管内の画像描出を容易にする。

超音波プローブの位置と向き

- 硬膜外穿刺のための超音波画像評価では，脊椎および脊柱管の構造を把握するために，横断面像および矢状断面像を描出する。棘突起を体表ランドマークとして，穿刺する脊髄レベルを確認しておく。
- 横断面像の描出では，棘突起の間で体軸に対して直交するようにプローブを当てる（図1A）。棘間靱帯を通して脊柱管内まで超音波が届くように，プローブの位置および向きを調整する。
- 矢状断面像の描出では，プローブを体軸と平行に棘突起上もしくは少し外側にずらして当てる（図1B）。棘突起の外側に当てる場合は，プローブを正中方向に傾けて，脊柱管内が描出されるように調整する。

超音波プローブ周波数

　7–12 MHz，リニアプローブ

　小児の場合は，皮膚から脊柱管までの距離が短いので，高周波プローブを用いて硬膜や黄色靱帯を描出することができる。目標組織の深さが5 cm以上となるような年長児では，成人と同様にコンベックスプローブを用いる。

ブロック針穿刺法

　超音波で脊柱管内の画像を描出できれば，その超音波の到達経路がブロック針の刺入経路となる。プローブの位置をブロック針の刺入部位として，非ガイド下に抵抗消失法を用いてブロック針を進める。

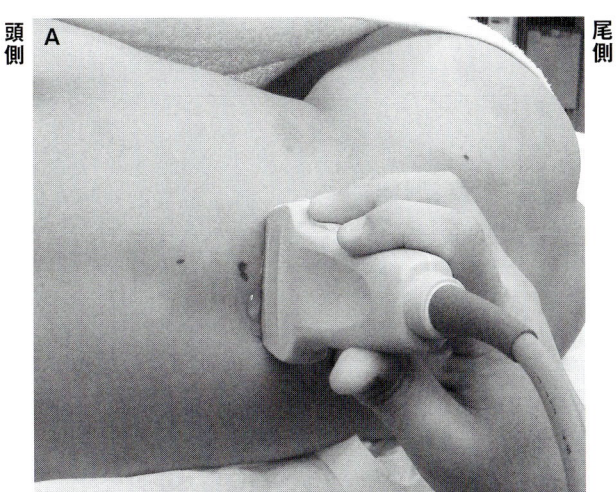

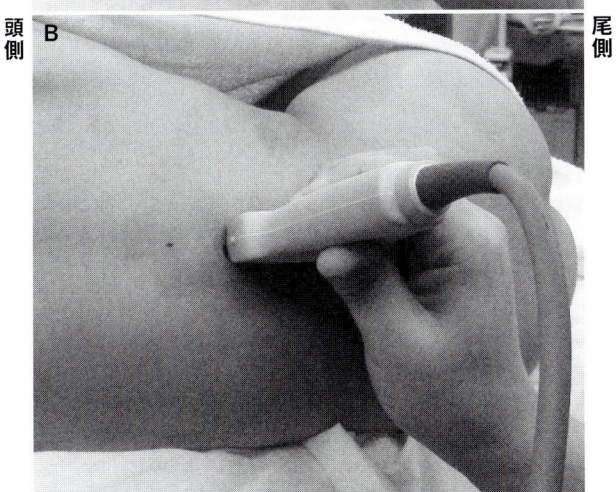

図1 超音波プローブの当て方・体表ランドマーク
　　（A）横断面像の描出
　　（B）矢状断面像の描出

穿刺前超音波画像評価

硬膜外ブロックでは，穿刺前の超音波画像評価が重要である。横断面および矢状断面像を観察し，脊椎周囲組織の構造を把握する。画像所見をもとに穿刺部位および刺入方向を決定し，さらに，皮膚から硬膜外腔までの距離を計測して穿刺時の参考にする。

① 横断面像では，棘突起を中心として左右対称の画像が得られる。棘間靱帯の深部に黄色靱帯および硬膜の高エコーを確認する。くも膜下腔は低エコーとなり，さらにその深部に腹側硬膜および椎体後面による高エコーを確認できる（図2A）。脊柱管内部にこれらの高エコー像が描出されない場合は，脊椎の影響と考えられるので，プローブの位置や向き，および患者体位を調整する。

② 矢状断面像では，棘突起や椎弓による影響が不可避である。椎弓の深部は音響陰影により無エコーとなるが，椎弓間には脊柱管内部の組織が描出される。脊柱管内には，硬膜の高エコーとくも膜下腔の低エコーを確認できる。黄色靱帯も高エコーであり，硬膜との間に硬膜外腔の低エコーを観察できることもある。（図2B）。

ブロック針サイズ

19-18 G，50-70 mm の Tuohy 針

局所麻酔薬投与量

穿刺部位や手術内容によって異なるので，ロピバカイン投与量の1例を示す[1]。

単回投与：乳児では 0.2%ロピバカインで 3 mg/kg（1.5 ml/kg）まで小児では 0.2-0.5%ロピバカインで 4 mg/kg まで（総量 20 ml まで）

持続投与：0.2%ロピバカインで 0.3-0.5 mg/kg/hr

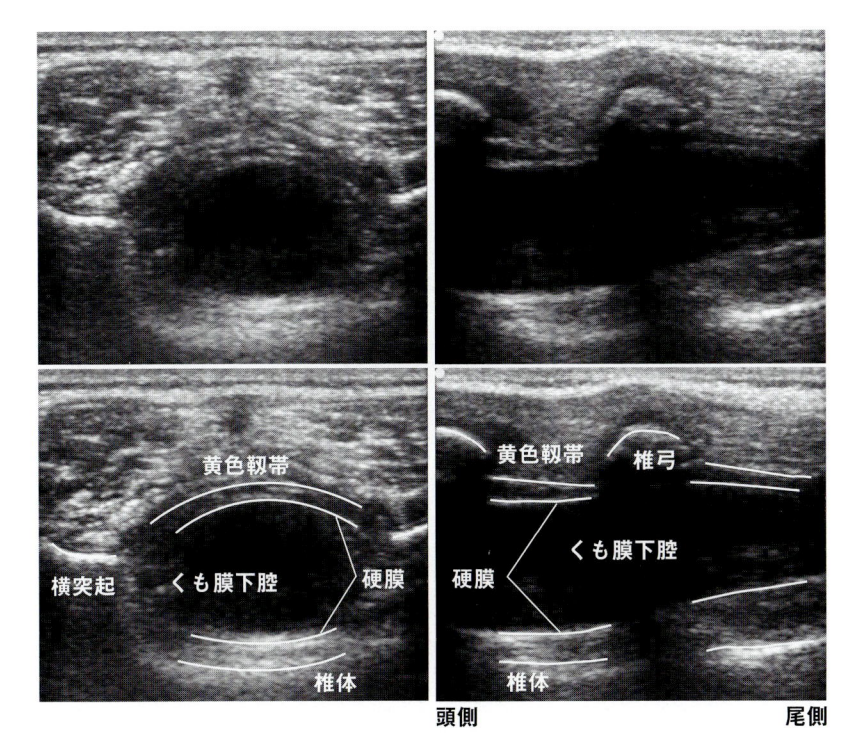

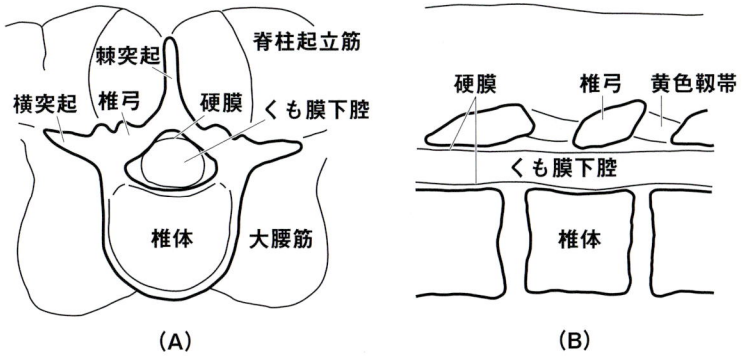

図2 穿刺前超音波画像・解剖
　　（A）横断画像，（B）矢状断面像

頭側　　　　　　　　　尾側

黄色靱帯　椎弓
横突起　くも膜下腔　硬膜
椎体
硬膜　くも膜下腔
椎体

（A）横突起　棘突起　脊柱起立筋　椎弓　硬膜　くも膜下腔　椎体　大腰筋

（B）硬膜　椎弓　黄色靱帯　くも膜下腔　椎体

脊椎と傍脊椎領域の超音波解剖

頸椎と傍頸椎領域

胸椎と傍胸椎領域

腰椎と傍腰椎領域

仙骨と傍仙骨領域

小児

177

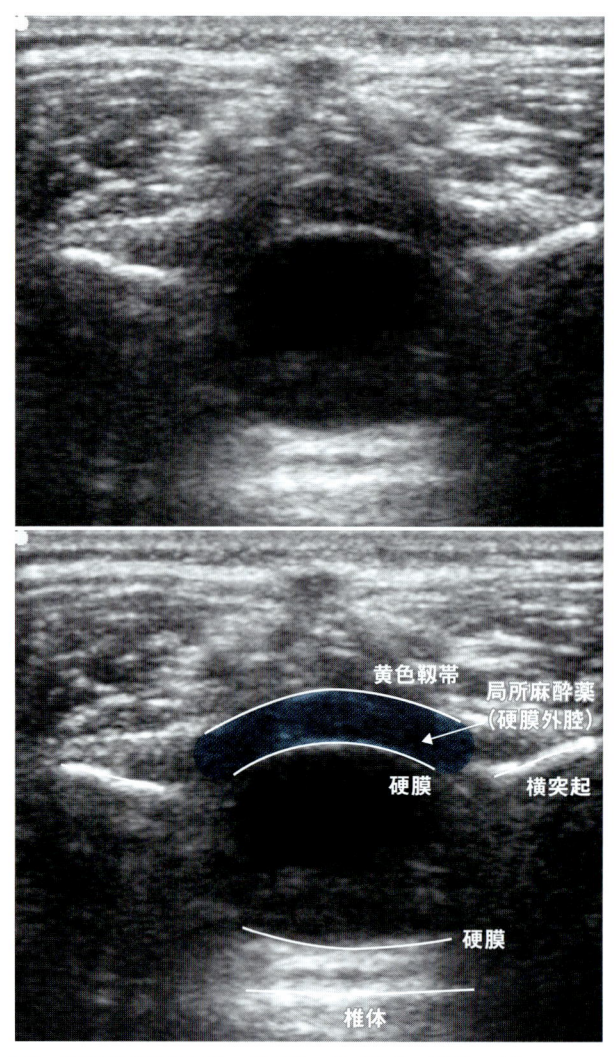

図3 局所麻酔薬注入後の超音波画像（腰椎の横断面像）
硬膜外腔に局所麻酔薬が広がっている．

実際の手技とプロトコール

① 穿刺前評価をもとに，針の穿刺部位および刺入方向を決定する．腰椎レベルの穿刺を正中法で行う場合，皮膚に対してはほぼ垂直に刺入する．
② 超音波で計測した皮膚から硬膜外腔までの距離をもとに，それよりも浅い位置から抵抗消失法を開始する．
③ もし，リアルタイムに超音波画像を観察していれば，プランジャーの抵抗消失と同時に生理食塩液が硬膜外腔に広がるようすが分かる（図3）．挿入した硬膜外カテーテルの一部を，超音波画像で観察できることもある．

● 手技のコツ

1) 穿刺前評価で皮膚から硬膜外腔の距離を計測しても，実際のブロック針の刺入長との間には多少の違いが出ることがある．
2) その要因としては，プローブによる皮膚の圧迫のために計測距離が小さく見積もられることや，針の刺入経路が最短経路ではないことなどが挙げられる．
3) 著者の経験では，超音波による計測値よりもブロック針の刺入長のほうが大きいことが多く，上記のメカニズムと一致する．

合併症

神経障害，硬膜外血腫，局所麻酔薬アレルギー，局所麻酔薬中毒，硬膜外膿瘍

（堀田　訓久）

2 仙骨硬膜外ブロック

解 剖
　仙骨は仙椎が癒合して一つの骨を形成しており，脊椎の中でも特殊な形態をしている．仙骨背面の正中仙骨稜は棘突起が癒合したものであり，その下端には仙骨裂孔が存在する．仙骨裂孔は仙骨管が尾側で開放する部位にあたり，左右の仙骨角に挟まれている．

適 応
　全身麻酔で行う下腹部・下肢手術における鎮痛および術後鎮痛

体 位
　側臥位で胸膝位とするか，腹臥位として下腹部に枕を入れる．

超音波プローブの位置と向き
　ブロック手技は交差法と平行法どちらでも可能である．左右の仙骨角を体表ランドマークとして，仙骨裂孔を触知する．
　交差法：左右の仙骨角を結ぶライン上にプローブを当てる（図1A）．仙骨裂孔の横断面像が描出される．
　平行法：正中仙骨稜の上にプローブを当て，プローブ尾側端の位置を仙骨裂孔とする（図1B）．仙骨管の矢状断面像が描出される．

超音波プローブ周波数
　7–12 MHz，リニアプローブ

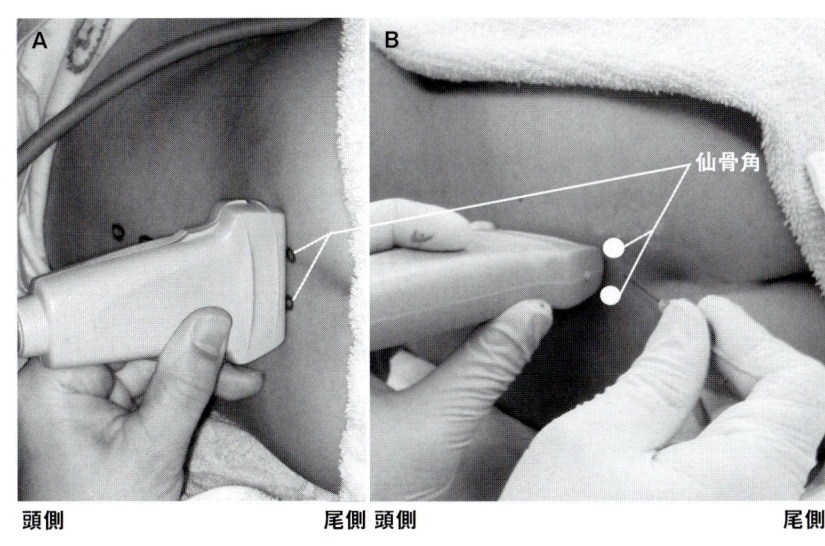

図1 超音波プローブの当て方・体表ランドマーク・ブロック針の穿刺方向
(A) 交差法の当て方，(B) 平行法の当て方とブロック針の刺入法

体表のマーキングは左右の仙骨角を示す．

ブロック針穿刺法

　左右の仙骨角に挟まれる仙骨裂孔の中心を刺入部位として，頭側に向けてブロック針を進める（図1 B）．これは，平行法でも交差法でも同じである．

穿刺前超音波画像評価（図2，3）

　横断面像と矢状断面像を観察して，仙骨管の全体像を把握する．骨形成の完成していない小児の場合，超音波で仙骨管内の組織を描出することは比較的容易である．
① 仙骨裂孔の横断面像では，左右の仙骨角による高エコーとそれに挟まれる仙尾靱帯を確認する．仙尾靱帯は皮下組織の深部にある帯状の高エコーである．仙尾靱帯よりもさらに深部の明瞭な高エコーが仙骨であり，

仙尾靱帯と仙骨の間の低エコー領域が硬膜外腔である（図 2 A）。プローブを尾側へ移動させると，仙尾靱帯と仙骨が付着する部位で硬膜外腔が終わる。

②矢状断面像の観察は，仙骨管の全体像を把握するのに役立つ。皮下組織の深部には，正中仙骨稜と，尾側に続く仙尾靱帯が観察され，さらにその深部に硬膜外腔の低エコー領域が存在する。仙尾靱帯の尾側端は尾骨に付着する（図 2 B）。仙骨管の頭側には硬膜嚢の無エコー像が存在する。硬膜穿刺を避けるために，硬膜嚢下端の位置を体表にマーキングしてもよい。

ブロック針サイズ

23 G，32 mm のブロック針

局所麻酔薬投与量

0.5-1.0 ml/kg（20 ml まで）

実際の手技とプロトコール

仙骨硬膜外ブロックの手技は，仙骨裂孔からブロック針を刺入し，仙尾靱帯を貫いて硬膜外腔に局所麻酔薬を投与する。患者体位を側臥位または腹臥位とし，左右の仙骨角の位置を体表にマーキングする。消毒を行ったのち，清潔操作で超音波プローブを当てる。

交差法

①超音波プローブの位置は，左右の仙骨角を結ぶライン上とする。仙骨裂孔の横断面像を描出し，仙骨角，仙尾靱帯，硬膜外腔，仙骨を観察する。硬膜外腔の前後の幅（仙尾靱帯から仙骨までの距離）が十分となるようにプローブの位置を調整する。

②プローブ尾側の仙骨裂孔を刺入部位として，ブロック針を頭側に向けて刺入する。超音波画像ではブロック針に伴う周囲組織の動きやブロック

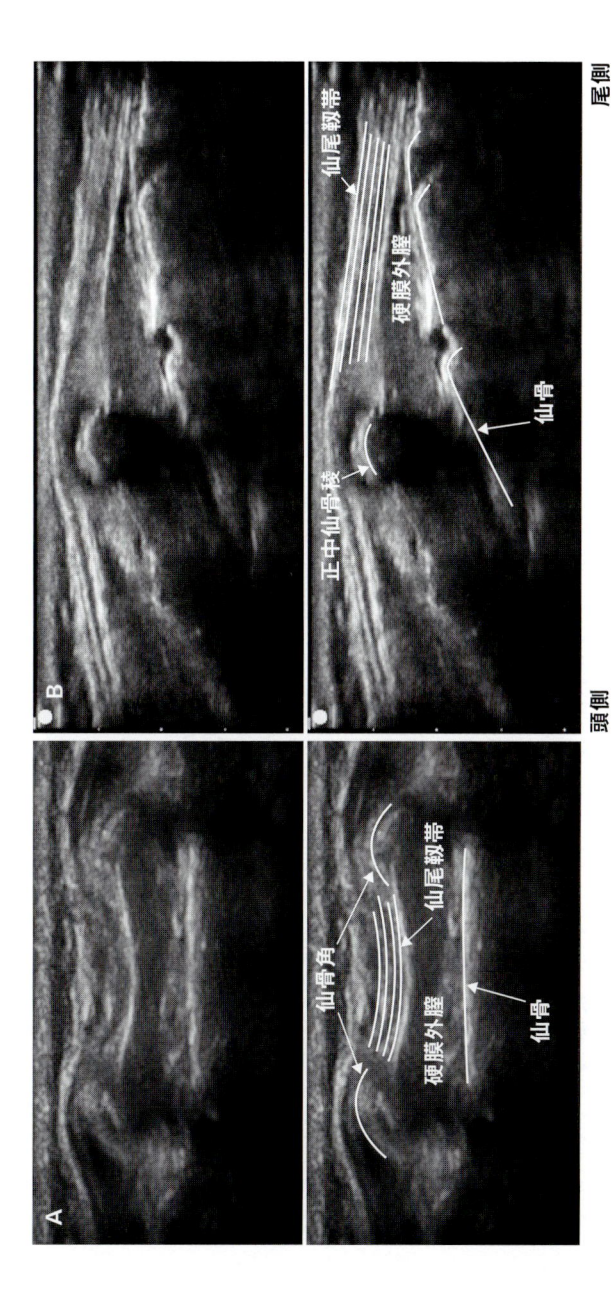

図2 穿刺前超音波画像
(A) 仙骨裂孔の横断面像、(B) 仙骨の矢状断面像

脊椎と傍脊椎領域の超音波解剖

頸椎と傍頸椎領域

胸椎と傍胸椎領域

腰椎と傍腰椎領域

仙骨と傍仙骨領域

小児

183

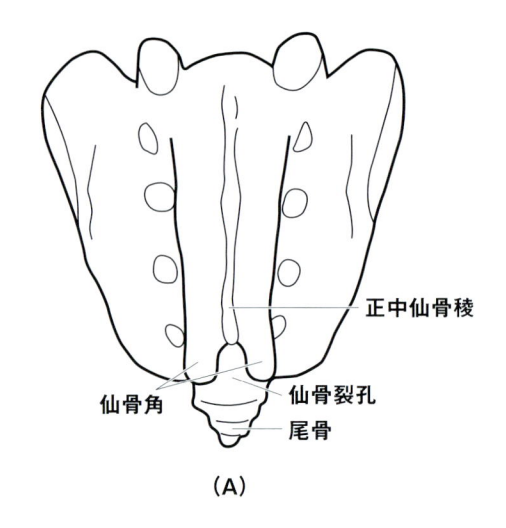

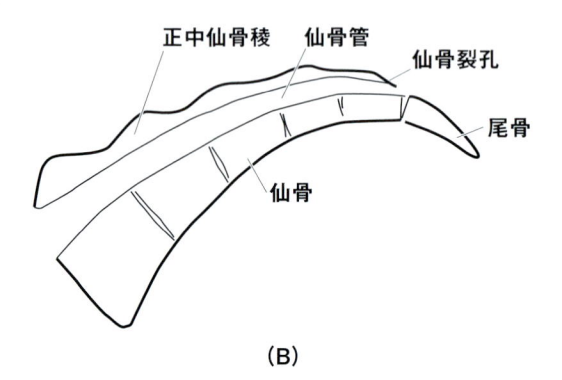

図3 仙骨の解剖
　　（A）仙骨の背面
　　（B）仙骨の矢状断面

針の高エコー像が見られるが，針先の位置は一般に同定困難である。
③ブロック針が仙尾靱帯を貫通した感触が得られたらシリンジを吸引し，問題なければ局所麻酔薬を 1-2 ml ずつ分割投与する。硬膜外腔に薬液が広がればよい（図4）。

平行法

①超音波プローブの位置は，正中仙骨稜上とする。仙骨管の矢状断面像を描出し，正中仙骨稜と，尾側に続く仙尾靱帯を確認する。
②プローブの尾側にあたる仙骨裂孔を刺入部位として，頭側に向けてブロック針を刺入する。針の先端が仙尾靱帯を貫通して，硬膜外腔に到達するまで進める（図5）。
③シリンジを吸引し，問題がなければ局所麻酔薬を 1-2 ml ずつ分割投与する。薬液が硬膜外腔に広がればよい。

● 手技のコツ

1) 平行法および交差法の手技には，それぞれ一長一短がある。交差法は針先の描出が困難であるが，左右の仙骨角を描出すると体幹中心ラインの把握が容易になる。一方，平行法は針の全長を描出できるが，プローブのわずかな操作によりブロック針の像を見失いやすい。

2) 仙骨硬膜外ブロックの手技では，ブロック針が靱帯を貫通する感触も重要な指標となる。抵抗消失感が得られたところで薬液の試験投与を行い，超音波画像上で硬膜外腔に薬液が広がればブロックは適切と判断できる。このときに，カラードプラーを使用してもよい。上記の所見を指標にすれば，針先が完全に描出されていなくても，ブロックを実施することができる。

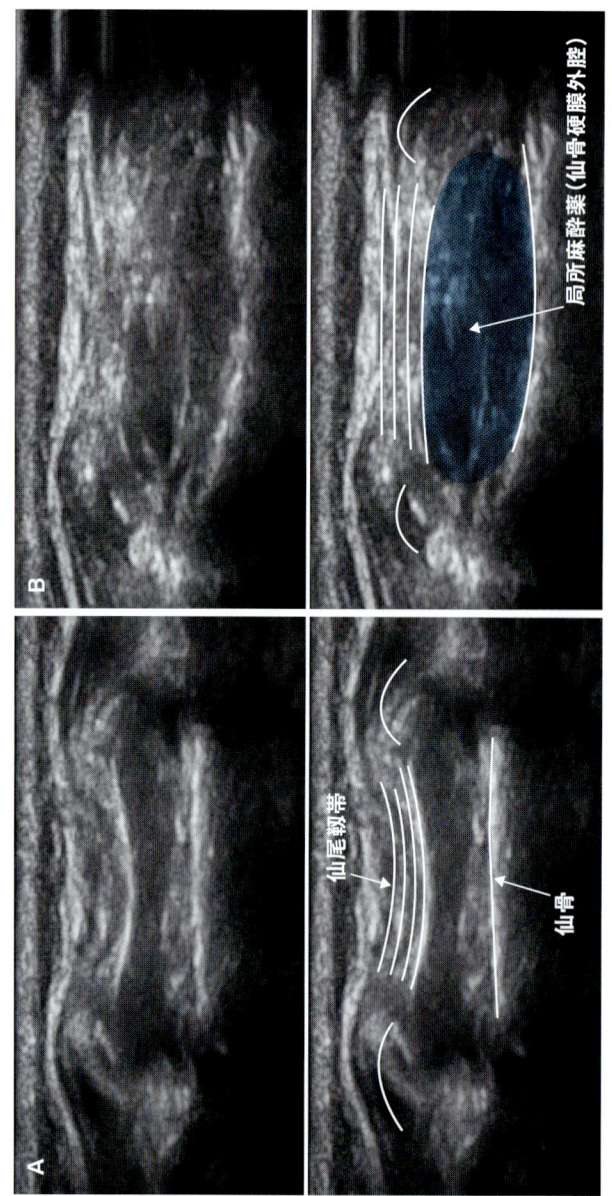

図4 局所麻酔薬注入後の超音波画像（交差法）
(A) 局所麻酔薬注入前，(B) 局所麻酔薬注入後

(B) では，仙骨硬膜外腔に局所麻酔薬が広がる．

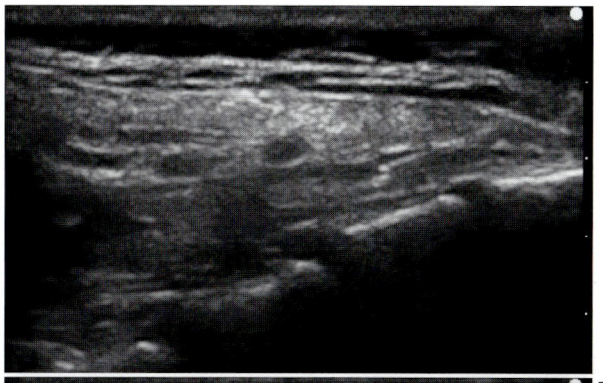

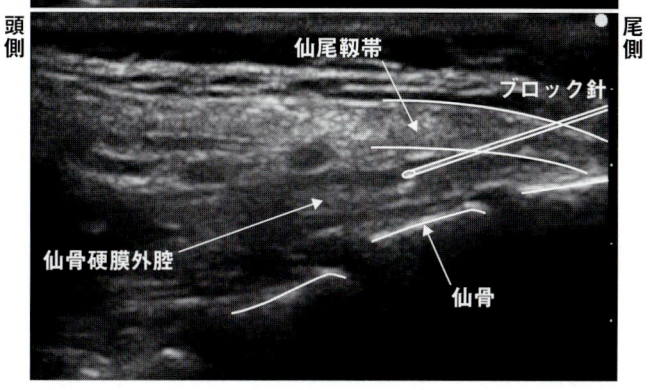

図5 ブロック針穿刺時の超音波画像（平行法）

ブロック針の先端は仙骨硬膜外腔に到達している．

合併症

神経障害，硬膜外血腫，局所麻酔薬アレルギー，局所麻酔薬中毒，硬膜外膿瘍

（堀田　訓久）

文献

序文

1) Labat G. Regional anesthesia：it's technic and clinical applications. New York：WB Saunders. 1922．
2) 小松　徹，瀬尾憲正，佐藤　裕，廣田和美．超音波ガイド下神経ブロック法ポケットマニュアル．東京：克誠堂出版；2006．
3) International symposium on spine and paravertebral sonography for anaesthesia and pain medicine 2009．Hong Kong. 9-11, April 2009.
4) Karmakar MK. Ultrasound for central neuraxial blocks. Tech Reg Anesth Pain Manag 2009；13：161-17．
5) Round table meeting phase2, Kick off meeting. 東京. 2009 年 5 月 30 日．

I 脊椎と傍脊椎領域の超音波解剖 —Spine and Paravertebral Sonoanatomy—

1) Witty R, Moore M, Macarthur A. Identification of the lumbar interspinous spaces：palpation versus ultrasound. Anesth Analg 2008；106：538-40.
2) Schlotterbeck H, Schaeffer R, Dow WA, et al. Ultrasound control of the puncture level for lumbar neuraxial block in obstetric anaesthesia. Br J Anaesth 2008；100：230-4.
3) Kil HK, Cho JE, Kim WO, et al. Prepuncture ultrasound-measured distance：an accurate reflection of epidural depth in infants and small child children. Reg Anesth Pain Med 2007；32：102-6.
4) Grau T, Leipold RW, Martin E, et al. Ultrasound control for presumed difficult epidural puncture. Acta Anesthesiol Scand 2001；45：766-71.
5) Grau T, Leipold RW, Conradi R, et al. Efficacy of ultrasound imaging in obstetric epidural anesthesia. J Clin Anesth 2002；14：165-75.
6) Shibata Y, Nishiwaki K. Ultrasound-guided intercostal approach to thoracic paravertebral block. Anesth Analg 2009；109：996-7.
7) Grau T, Leipold RW, Delorme S, et al. Ultrasound imaging of the thoracic epidural space. Reg Anesth Pain Med 2002；27：200-6.
8) Grau T, Leipold RW, Horter J, et al. Colour Doppler imaging of the interspinous and epidural space. Eur J Anaesthesiol 2001；18：706-12.
9) Sato M, Simuzu S, Kadota R, et al. Ultrasound and nerve stimulation –guided L5 nerve root block. Spine 2009. 15；34：2669-73.
10) Chen CP, Tang SF, Hsu TC, et al. Ultrasound guidance in caudal epidural needle placement. Anesthesiology 2004；101：181-4.

II 各論

1. 頸椎と傍頸椎領域

▶ 1 星状神経節ブロック

1) Gofeld M, Bhatia A, Abbas S, et al. Development and validation of a new technique for

ultrasound-guided stellate ganglion block. Reg Anesth Pain Med 2009；34：475-9.
2) Shibata Y, Fujiwara Y, Komatsu T. A new approach of ultrasound-guided stellate ganglion block. Anesth Analg 2007；105：550-1.
3) 柴田康之，伊藤洋，佐藤祐子ほか．超音波ガイド下星状神経節ブロック．ペインクリニック 2007；28：1083-91.

▶ 2 浅頸神経叢ブロック
1) Pandit JJ, Satya-Krishua R, Gration P. Superficial or deep cervical plexus block for carotid endarterectomy：a systematic review of complications. Br J Anaesth 2007；99：159-69.
2) Pandit JJ, Dutta D, Morris JF. Spread of injectate with superficial cervical plexus block in humans：an anatomical study. Br J Anaesth 2003；91：733-5.
3) Usui Y, Kobayashi T, Kakinuma H, et al. An anatomical basis for blocking of the deep cervical plexus and cervical sympathetic tract using an ultrasound-guided technique. Anesth Analg 2010；110：964-8.

▶ 3 深頸神経叢ブロック
1) Winnie AP, Ramamurthy S, Durrani Z, et al. Interscalene cervical plexus block：a single-injection technic. Anesth Analg 1975；54：370-5.
2) Sandeman DJ, Griffiths MJ, Lennox AF. Ultrasound guided deep cervical plexus block. Anaesthesia and intensive care 2006；34：240-4.
3) Marhofer P. Neck blocks. In：Marhofer P, editor. Ultrasound guidance for nerve blocks：Principles and practical implementation：New York：Oxford University Press；2008：p.51-6.
4) Huntoon MA. Anatomy of the cervical intervertebral foramina：vulnerable arteries and ischemic neurologic injuries after transforaminal epidural injections. Pain 2005；117：104-11.

▶ 4 神経根ブロック
1) 中川美里，大瀬戸清茂，特集／超音波を利用する神経ブロック II. 超音波ガイド下神経ブロックの実際 4. 頸部神経根ブロック．ペインクリニック 2008；29：1483-9.
2) 中川美里，新堀博展，大瀬戸清茂．超音波ガイド併用の X 線透視下頸部神経根ブロックの治療経験．麻酔 2009；58：1506-11.
3) Narouze SN, Vydyanathan A, Lapural L, et al. Ultrasound-guided cervical selective nerve root block：a fluoroscopy-controlled feasibility study. Reg Anesth Pain Med 2009；34：343-8.

▶ 5 椎間関節ブロック
1) Eichenberger U, Greher M, Kapral S, et al. Sonographic visualization and ultrasound-guided block of the third occipital nerve：prospective for a new method to diagnose C2-C3 zygapophysial joint pain. Anesthesiology 2006；104：303-8.

2) Zhang J, Tsuzuki N, Hirabayashi S, et al. Surgical anatomy of the nerves and muscles in the posterior cervical spine : a guide for avoiding inadvertent nerve injuries during the posterior approach. Spine (Phila Pa 1976) 2003；28：1379-84.
3) Andreas Siegenthaler, Samer Narouze, Eichenberger U. Ultrasound-guided third occipital nerve and cervical medial branch nerve blocks. Techniques in Regional Anesthesia and Pain Management 2009：128-32.
4) Bogduk N. The clinical anatomy of the cervical dorsal rami. Spine (Phila Pa 1976) 1982；7：p.319-30.

▶ 6 大後頭神経ブロック
1) 増田　豊，岡本健一郎．後頭神経ブロック．若杉文吉監．ペインクリニック 神経ブロック法．東京：医学書院；2000. p.74-76.
2) Rathmell JP, Pollack JP. Occipital nerve block. In：Hadzic A, editor. Text book of regional anesthesia and acute pain management. New York；McGrew Hill medical：2007. p.324-6.
3) Eichenberger U. Ultrasound imaging of cervical spine and ultrasound guided blocks in this region. International Synposium on Spine and Paravertebral Sonography for Anaesthesia and Pain Medicine. Text book for work shop2009 Hong Kong. p.17-20.
4) Greher M, Moriggl B, Curatolo M, et al. Sonographic visualization and ultrasound-guided blockade of the greater occipital nerve : a comparison of two selective techniques confirmed by anatomical dissection. Br J Anaesth 2010；104：637-42.

2. 胸椎と傍胸椎領域
▶ 1 傍脊椎神経（肋間神経）ブロック
1) MacIntosh RR. Paravertebral block, Local Analgesia. In：MacIntosh RR, Brycle-Smith R, editors. Abdominal Surgery. Baltimore：Williams and Wilkins Co.；1953, p.60-3.
2) Shibata Y, Nishiwaki K. Ultrasound-guided intercostal approach to thoracic paravertebral block. Anesth Analg 2009；109：996-7.

▶ 2 硬膜外ブロック（胸部 Th1-6）
1) 坂井建雄，松村讓兒，大谷　修，河田光博監訳．プロメテウス解剖学アトラス全3巻．東京：医学書院；2007.
2) 小松　徹，佐藤　裕，瀬尾憲正，廣田和美編．超音波ガイド下区域麻酔法．東京：克誠堂出版；2007.

▶ 3 硬膜外ブロック（胸部 Th6-12）
1) Grau T, Leipold R. W, Delorme S, et al. Ultrasound imaging of the thoracic epidural sace. Reg Anesth Pain Med 2002；27：200-6.
2) 瀧野善夫．硬膜外麻酔 MLA による穿刺と麻酔管理．東京：真興交易医書出版部；2004. p.12.

3. 腰椎と傍腰椎領域

▶ 1 硬膜外ブロック・脊髄くも膜下ブロック

1) Balki M, Lee Y, Halpern S, et al. Ultrasound imaging of the lumbar spine in the transvers plane：The correlation between estimated and actual depth to the epidural space in obese parturients. Anesth Analg 2009；108：1876-81.
2) Arzola C, Davies S, Rofaeel A, et al. Ultrasound using the transvers approach to the lumbar spine provides reliable ladmarks for labor epidurals. Anesth Analg 2007；104：1188-91.
3) Grau T, Leipold RW, Horter J, et al. Paramedian access to the epidural space：the optimum window for ultrasound imaging. J Clin Anesth 2001；13：213-7.
4) Tran D, Kamani AA, Lessoway VA, et al. Preinsertion paramedian ulatrasound guidance for epidural anesthesia. Anesth Analg 2009；109：661-7.
5) Karmakar MK, Li X, Ho AM, et al. Real-time ultrasound-guided paramedian epidural access：evaluation of a novel in-plane technique. Br J Anaesth 2009；102：845-54.

▶ 2 大腰筋筋溝ブロック

1) Kirchmair L, Entner T, Kapral S, et al. Ultrasound guidance for the psoas compartment block：An imaging study. Anesthesia and Analgesia 2002；94：706-10.
2) Karmakar M, Ho A, Li X, Kwok W, et al. Ultrasound-guided lumbar plexus block through the acoustic window of the lumbar ultrasound trident. British Journal of Anaesthesia 2008；100：533-7.
3) Capdevila X, Macaire P, Dadure C, et al. Continuous psoas compartment block for postoperative analgesia after total hip arthroplasty：new landmarks, technical guidelines, and clinical evaluation. Anesth Analg 2002；94：1606-13.

▶ 3 腰椎椎間関節（脊髄神経後枝内側枝）ブロック

1) Shim JK, Moon JC, Yoon KB, et al. Ultrasound-guided lumbar medial-branch block：A clinical study with fluoroscopy control. Reg Anesth Pain Med 2006；31：451-4.
2) Greher M, Scharbert G, Kamolz LP, et al. Ultrasound-guided lumbar facet nerve block：A sonoanatomic study of a new methodologic approach. Anesthesiology 2004；100：1242-8.
3) Fujiwara Y, Komatsu T, Gofeld M. Ultrasound-guided lumbar (L1-L4) zygapophysial medial branch and L5 dorsal ramus block. In：Bigeleisen PE, Oregaugh SL, Moayeri N, editors. Ultrasound-guided regional anesthesia and pain medicine. Philadelphia：Wolters Kluwer/Lippincott Williams & Wilkins；2009.

▶ 4 神経根ブロック

1) Sato M, Simizu S, Kadota R, et al. Ultrasound and nerve stimulation-guided L5 nerve root

block. Spine 2009；34：2669-73.

4. 仙骨と傍仙骨領域
▶ 1 仙骨硬膜外ブロック
1) 堀田訓久. 仙骨硬膜外ブロック．小松　徹，佐藤　裕，瀬尾憲正，廣田和美編. 超音波ガイド下区域麻酔法．東京：克誠堂出版；2007. p.180-6.
2) Epidural caudal anesthesia. In：Jankovic D and Wells C, editor. Regional nerve blocks. Berlin：Blackwell Science；2001. p.287-306.

▶ 2 仙骨神経根ブロック（経仙骨孔ブロック）
1) 坂井建雄，松村讓兒，大谷　修，河田光博監訳. プロメテウス解剖学アトラス全3巻. 東京：医学書院；2007.
2) 小松　徹，佐藤　裕，瀬尾憲正，廣田和美編. 超音波ガイド下区域麻酔法. 東京：克誠堂出版；2007.

▶ 3 仙腸関節ブロック
1) 大瀬戸清茂. 仙腸関節痛．湯田康正編．ペインクリニック診断・治療ガイド（第2版）. 東京：日本医事新報社；1998．p.262.
2) Klauser A, De Zordo T, Feuchtner G, et al. Feasibility of ultrasound-guided sacroiliac joint injection considering sonoanatomic landmarks at two different levels in cadavers and patients. Arthritis Rheum 2008；59：1618-24.
3) Lin CS. Ultrasound guided sacroiliac joint injection technique. In：Proceedings of International Symposium on Spine and Paravertebral Sonography (ISSPS) 2010 Hong Kong. 2010. p.260-2.

▶ 4 坐骨神経ブロック（傍仙骨アプローチ）
1) Morris GF, Lang SA, Dust W, et al. The parasacral nerve block. Reg Anesth 1997：22；223-8.
2) O'Connor M, Coleman M, Wallis F, et al. An anatomical study of the parasacral block using maginetic resonance imaging of healthy volunteers. Anesth Analg 2009；108：1708-12.
3) Ben-Ari AY, Joshi R, Uskova A, et al. Ultrsound localization of the sacral plexus using a parasacral approach. Anesth Alalg 2009；108：1977-80.

5. 小児
▶ 1 腰部硬膜外ブロック
1) Dalens BJ. 第45章小児の区域麻酔．ロナルドD．ミラー編．ミラー麻酔科学．東京：メディカル・サイエンス・インターナショナル；2007. p.1367.

〈御断り〉

著者らは本書の内容の正確さに最大限の注意を払いましたが，超音波ガイド下神経ブロックの技術の習得はチャレンジと考えます．施行者の技量に依存する新しい多くの医用技術と同様に，この技法を実際の患者さんに応用するに当たっては，十分なインフォームドコンセントのもとで適応を厳格にして細心の注意をもって行うよう希望します．この本の内容に従った臨床応用の結果については，施行者が一切の責任を負うことをあらかじめ付記します．

超音波ガイド下脊柱管・傍脊椎ブロックと超音波画像ポケットマニュアル

〈検印省略〉

2010年11月1日 第1版第1刷発行

定価（本体 3,800 円＋税）

編集者　小松　徹，佐藤　裕
　　　　瀬尾憲正，廣田和美
発行者　今井　良
発行所　克誠堂出版株式会社
　　　　〒113-0033　東京都文京区本郷3-23-5-202
　　　　電話(03)3811-0995　振替 00180-0-196804
　　　　URL　http://www.kokuseido.co.jp

ISBN978-4-7719-0374-6 C3047 ￥3800E　　印刷　ソフト・エス・アイ株式会社
Printed in Japan　© Toru Komatsu, Yutaka Satoh, Norimasa Seo, Kazuyoshi Hirota 2010
・本書の複製権・翻訳権・上映権・譲渡権・公衆送信権（送信可能化権を含む）は克誠堂出版株式会社が保有します．
・JCOPY ＜(社)出版者著作権管理機構　委託出版物＞
本書の無断複写は著作権法上での例外を除き禁じられています．複写される場合は，そのつど事前に(社)出版者著作権管理機構（電話 03-3513-6969, Fax 03-3513-6979, e-mail: info@jcopy.or.jp）の許諾を得てください．